Walter Lübeck

L-Carnitin

»Ein Fitmacher ganz besonderer Art«

Gesund und streßfrei abnehmen,
körperliche und geistige Belastbarkeit steigern und
einen natürlichen Immunschutzschild aufbauen

Wissenschaftliche Beratung:
Dr. Stefan Siebrecht, Dipl.-Biochemiker

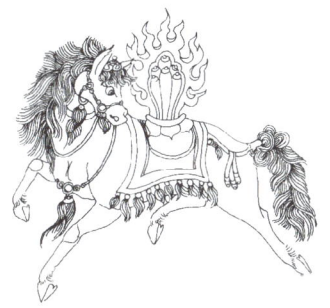

WINDPFERD

Wichtiger Hinweis

Die in diesem Buch vorgestellten Informationen wurden sorgfältig recherchiert und werden nach bestem Wissen und Gewissen weitergegeben. Dennoch übernehmen weder Autor noch Verlag Haftung für Schäden irgendeiner Art, die direkt oder indirekt aus der Anwendung oder Verwendung der Angaben in diesem Buch entstehen. Die Informationen in diesem Buch sind für Interessierte und zur Weiterbildung vorgesehen und nicht als Therapie- oder Diagnoseanweisungen im medizinischen Sinne zu verstehen. Ernsthafte Erkrankungen und alle Symptome, hinter denen ein ernsthaftes Leiden verborgen sein könnte, sollten unbedingt von einem Mediziner diagnostiziert und therapiert werden. Da gerade bei L-Carnitin beinahe wöchentlich durch neue Untersuchungen der Erkenntnisstand erweitert wird, ist es sinnvoll, sich im Einzelfall bei einem qualifizierten Ernährungsexperten über den letzten Stand der L-Carnitin-Forschung zu informieren und die jeweils neueste Auflage dieses Buches zu Rate zu ziehen.

Der Autor Walter Lübeck

Walter Lübeck ist seit 1988 als Seminarleiter für Alternative Heilweisen, Ganzheitliche Persönlichkeitsentwicklung und Erfolgstraining tätig. Mehr als 7000 Teilnehmer besuchten seitdem seine Seminare, Vorträge und Workshops in Deutschland, Österreich und der Schweiz.

In 17 Büchern, die in 11 Sprachen übersetzt sind und diversen Beiträgen für Fachzeitschriften stellt er die Ergebnisse seiner Arbeit einer breiten Öffentlichkeit zur Verfügung. Sein beruflicher Hintergrund beinhaltet unter anderem eine Heilpraktiker- und Reiki-Meister-Ausbildung, ein über 10jähriges Studium der Klassischen und Komplexhomöopathie sowie der Phytotherapie, ein NLP-Training und die über 15jährige Auseinandersetzung mit Alternativen Therapien und gesunder Ernährung. Walter Lübeck ist eingetragen im Blauen Schweizer Who's Who.

Impressum

2. Auflage 1999

© 1998 by Windpferd Verlagsgesellschaft mbH, Aitrang
Alle Rechte vorbehalten
Umschlaggestaltung: Kuhn Grafik, Digitales Design, Zürich
Fotos: Seiten 4, 5, 10, 21, 26, 28, 32, 34, 37, 40, 46, 49, 52, 64 und Coverrückseite von The Image Bank, München; Seiten 15, 24 und 39 von Schneelöwe, Aitrang
Lektorat, Grafiken: Uwe Hiltmann, Niedernhausen/Ts
Layoutkonzeption: Schneelöwe, Aitrang
Layout/Satz: *panta rhei!* – MediaService Uwe Hiltmann, Niedernhausen/Ts.
Herstellung: Schneelöwe, Aitrang

ISBN 3-89385-271-9

Printed in Germany

Danksagung

Besonders zu der Entstehung dieses Buches haben
beigetragen: Dr. Stefan Siebrecht und
Hannes Pharma/München

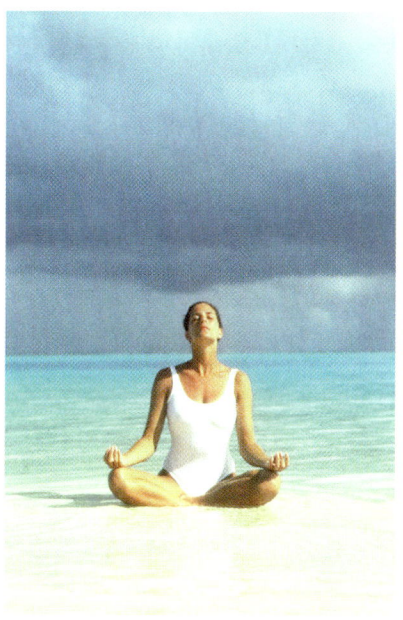

Inhaltsverzeichnis

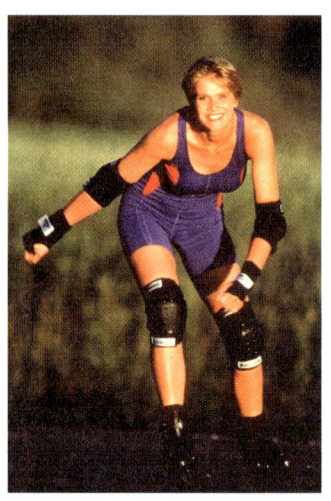

Danksagung	3
Einleitung	7

1 • Was ist L-Carnitin?   11

L-Carnitin und D-Carnitin	17
Wie wirkt L-Carnitin?	18
Der Körper kann geringe Mengen von L-Carnitin selbst produzieren	19
So wenden Sie L-Carnitin am besten als Nahrungsergänzung an	24

2• Gesund und streßfrei abnehmen   27

Fasten	28
Fettpolster werden beim Fasten abgebaut	29
Reduktionsdiät	30
L-Carnitin und aerobes Training: Der Super-Doppelpack für Figurbewußte	32

3 • Kinder und L-Carnitin: ein „essentielles" Thema   35

Steigerung der Fruchtbarkeit	35
Schwangerschaft	36
Frühgeburten	38
Plötzlicher Kindstod	38
Stillzeit	38
Schulzeit	39
Wachstumsstörungen	39

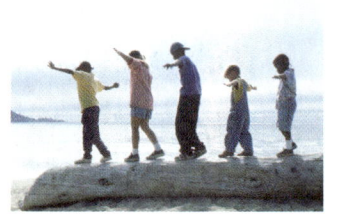

4 • L-Carnitin macht müde Sportler munter   41

Wie setzen Sie L-Carnitin im Sport am besten ein?	45

5 • Jungbrunnen L-Carnitin   47

Regeneration	47
Körperlich fit im Alter	48
Geistig wach und rege auch als Pensionär	48
So schlagen sie Alterskrankheiten ein Schnippchen	49

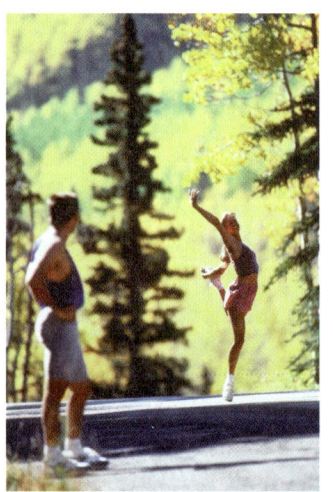

6 • Heilungsprozesse durch L-Carnitin günstig beeinflussen 53

AIDS 53
Alzheimer 55
Chronisches Müdigkeitssyndrom (CFS) 56
Claudicatio intermittens (Schaufensterkrankheit) 56
Diabetes 56
Herzerkrankungen 57
Infektionskrankheiten 59
Kinderlähmung (Spätfolgen) 61
Krebs 61
Lebererkrankungen 62
Muskelschwund 62
Niereninsuffizienz 62
Operationen 63
Raucherbein und Unterschenkelgeschwüre 63

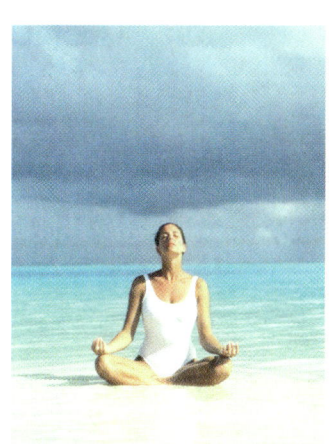

7 • Fragen und Antworten zum Thema L-Carnitin 65

Kommt bei der Herstellung Gentechnologie zum Einsatz? 65
Ist es nicht unnatürlich, L-Carnitin extra einzunehmen? 67
Ist L-Carnitin in irgendeiner Form giftig? 67
Gibt es Nebenwirkungen durch L-Carnitin-Einnahme? 68
Sind Unverträglichkeiten oder Allergien bekannt? 69
Kann es zu Gewöhnungseffekten kommen? 69
Wer braucht diese Nahrungsergänzung besonders? 70
Ist L-Carnitin ein Medikament? 70
Schädigt die Einnahme die körpereigene Produktion? 71
Gibt es negative Wechselwirkungen? 72
Wie sollte L-Carnitin dosiert werden? 72
Einnahme während Schwangerschaft und Stillzeit 72
Gibt es Auswirkungen auf Kraftfahrer und die Fähigkeit,
    Maschinen zu bedienen? 73
Welche Darreichungsformen gibt es? 73
Wann hilft L-Carnitin beim Abnehmen? 73

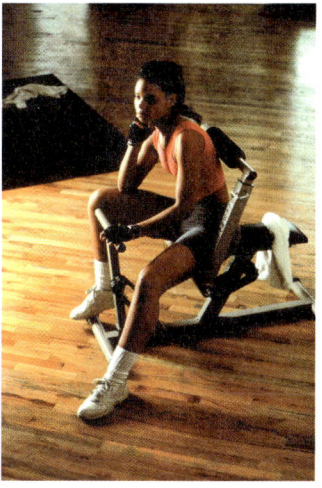

Anhang 75

Das Geheimnis des Erfolgs 75
Warum überhaupt Nahrungsergänzungen verwenden? 79
Monographie: L-Carnitin. Aus dem Bundesanzeiger Nr. 11 82
Literaturangaben 83
Adressen und Bezugsquellen 85
Register 86

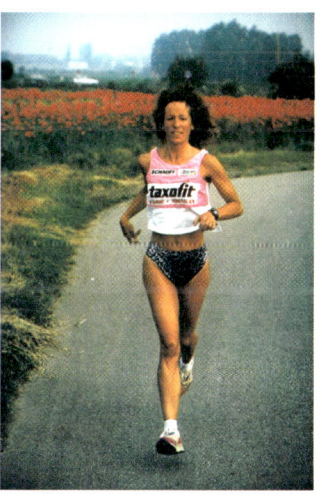

L-Carnitin ist für uns alle wichtig

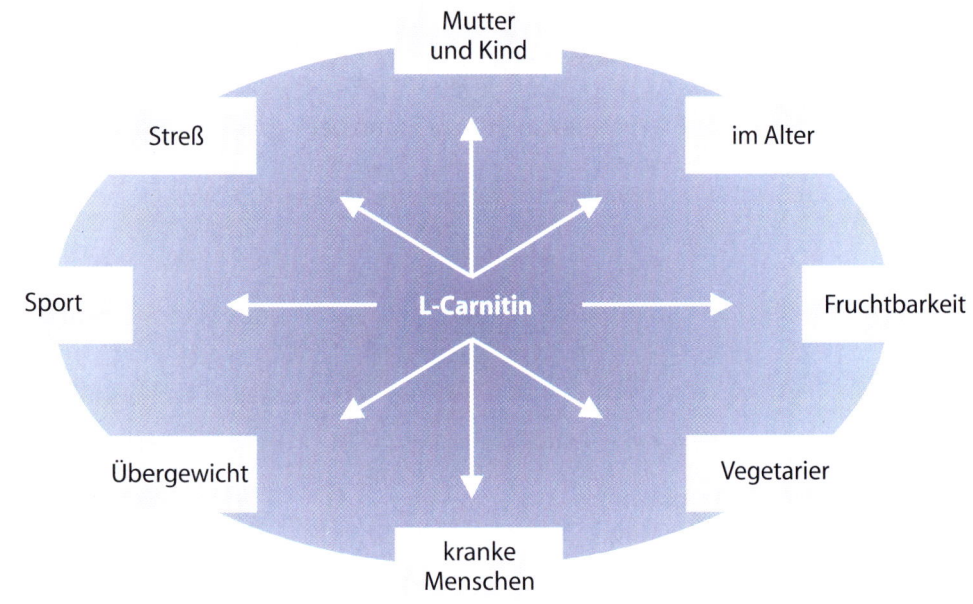

L-Carnitin

Muskel
- steigert Kraft und Ausdauer
- lindert körperliche und mentale Ermüdung
- fördert den Erhalt und die Neubildung von Muskelmasse
- reduziert Muskelverletzungen, Muskelkater, Seitenstiche
- beschleunigt die Regeneration

Herz
- steigert die Herzleistung, Herzkraft, ATP-Produktion
- senkt die Herzfrequenz unter Belastung
- reduziert die Herzinfarktintensität
- reduziert Symptome der Herzschwäche, Angina pectoris
- erhöht die Belastbarkeit des Herzens

Immunzellen
- versorgt die Immunzellen mit Energie
- steigert die Aktivität der Immunzellen unter Belastung
- belastet nicht das Immunsystem
- erzielt positive Effekte auch bei schweren Erkrankungen, bei denen alle anderen Immunstimulantien kontraindiziert sind
- kann dauerhaft gegeben werden, keine Gefahr der Überdosierung

Einleitung

Da gibt es einen natürlichen Stoff, den – noch – nur verhältnismäßig wenige wissenschaftliche Laien kennen, dem viele nachsagen, die weltweit derzeit am besten erforschte Nahrungsergänzung zu sein, und der allem Anschein nach in vieler Hinsicht – beinahe – ein Wundermittel ist. Dazu ist er ungiftig, ohne Gegenanzeigen und Wechselwirkungen, gut verträglich für jung und alt.

Kaum zu glauben.

Aber wahr!

Der Stoff heißt *L-Carnitin* und ist seit Jahren unter Spitzensportlern ein Geheimtip, denn er verhilft dem Körper zu einer ganzheitlich angelegten Steigerung seines Leistungspotentials und stabilisiert die Psyche auch bei extremen Belastungen aller Art deutlich. Unangenehme Begleiterscheinungen von intensivem körperlichen Training, wie zum Beispiel Muskelkater und anschließende körperliche und geistige Erschöpfungsphasen, werden genauso reduziert wie die Verletzungsanfälligkeit bei sportlichen Höchstleistungen.

L-Carnitin begegnete ich zum ersten Mal, als die freundliche Trainerin in „meinem" Fitneßclub mich darauf ansprach, ob ich mal „was anderes" trinken wolle. Es gäbe da gerade eine Aktion mit L-Carnitin-Drinks. „Was für ein Zeug ist das denn?!", fragte ich. „Hört sich ja sehr chemisch an. Vertrage ich das?" Ich konnte mich eines gewissen Mißtrauens beim Klang des Namens nicht erwehren. „Kein Problem!", meinte sie lächelnd. „L-Carnitin ist natürlich und macht auf gesunde Weise richtig fit. Außerdem hilft es wirkungsvoll beim Abnehmen – wenn Du regelmäßig trainierst. Und Du baust besser Muskulatur auf. Außerdem kannst Du den Muskelkater und die Erschöpfung nach dem Training weitgehend vergessen. Probier es mal aus. Ich habe mich gerade auf einer Fortbildung schlau gemacht und es für mich überprüft. Es ist was wirklich Vernünftiges!"

Bei so viel netter Kompetenz konnte ich nicht „Nein!" sagen und folgte ihrem Rat. Außerdem hatte sie mir schon des öfteren mit ihrer Fachkenntnis geholfen. In

L-Carnitin – beinahe ein Wundermittel?!

Lesen Sie dazu auch das Interview mit der Gesamt-Weltrekordhalterin im 5fach-Triathlon, Astrid Benöhr, im Anhang

L-Carnitin steigert das Leistungspotential des Körpers und stabilisiert die Psyche

bezug auf Trainingslehre und Sporternährung macht Sonja so schnell keiner was vor. Sie empfahl mir noch, zusätzlich L-Carnitin-Lutschtabletten zu verwenden.

„Na ja", dachte ich mir dann später bei einem Glas „L-Carnitin + Mineral". „Schmeckt wie das andere auch. Da läßt sich nichts dagegen sagen." Die Überraschungen kamen dann beim anschließenden Training. Die von mir so geliebten Übungen Fahrradfahren und Treppensteigen waren deutlich weniger anstrengend – bei höherer Leistung! Auch bei der Arbeit an den Maschinen merkte ich klare Verbesserungen. Und am nächsten Tag gab es, trotz intensivem Training nach fast drei Wochen Urlaubspause, kaum Muskelkater. L-Carnitin hatte mich überzeugt. Neugierig geworden, begann ich mich schlau zu machen, was es mit dem Stoff mit dem komischen Namen auf sich hat. Was ich entdeckte, war – und ist – faszinierend.

Sofort spürbare Verbesserungen

Die für den Anwender meiner Ansicht nach wirklich wichtigen Fakten über L-Carnitin habe ich in diesem Buch für Sie zusammengetragen, denn etwas so Gutes sollte meiner Meinung nach nicht nur Managern und Spitzenathleten vorbehalten bleiben.

Lesen Sie, und Sie werden aus dem Staunen wahrscheinlich nicht mehr herauskommen.

Und dann probieren Sie L-Carnitin selbst aus. Das überzeugt am meisten. Denn L-Carnitin macht in kurzer Zeit spürbar rundum fitter. Wer die Lebensqualität auch unter den vielen Anforderungen der heutigen Zeit nicht zu kurz kommen lassen will, findet in dieser modernen Nahrungsergänzung eine wertvolle Hilfe.

Überzeugen Sie sich selbst von den positiven Wirkungen!

Außerdem fördert L-Carnitin, wie eine ganze Reihe wissenschaftlicher Studien eindeutig belegen, die Gesundheit bei einer Vielzahl von Erkrankungen.

Ich wünsche Ihnen kurzweilige und aufschlußreiche Lesestunden mit diesem Buch.

Ihr

Walter Nobwel

L-Carnitin – der Energielieferant

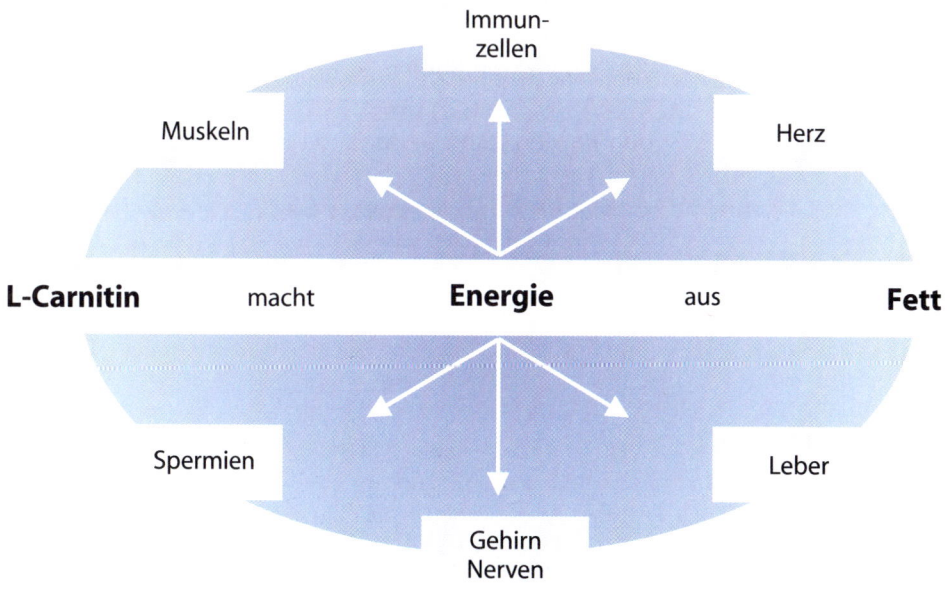

L-Carnitin   macht   **Energie**   aus   **Fett**

L-Carnitin

Gehirn Nerven
- verlangsamt die Alterung des Gehirns, Demenz, Alzheimer
- verbessert die kognitiven Fähigkeiten wie Konzentration, Erinnerung und Lernfähigkeit
- verringert den Verlust von Rezeptoren
- beschleunigt die Erneuerung von Gewebe

Leber
- verbessert Leberfunktionen
- steigert die Proteinsynthese und die Fettverbrennung der Leber
- reduziert die Fettleberproblematik
- beschleunigt die Erneuerung von Lebergewebe
- reduziert die Schädigung der Leber durch Alkohol

Spermien
- verbessert Spermienbeweglichkeit
- erhöht die Spermienmenge und die Spermienanzahl
- steigert die Fruchtbarkeit der Spermien

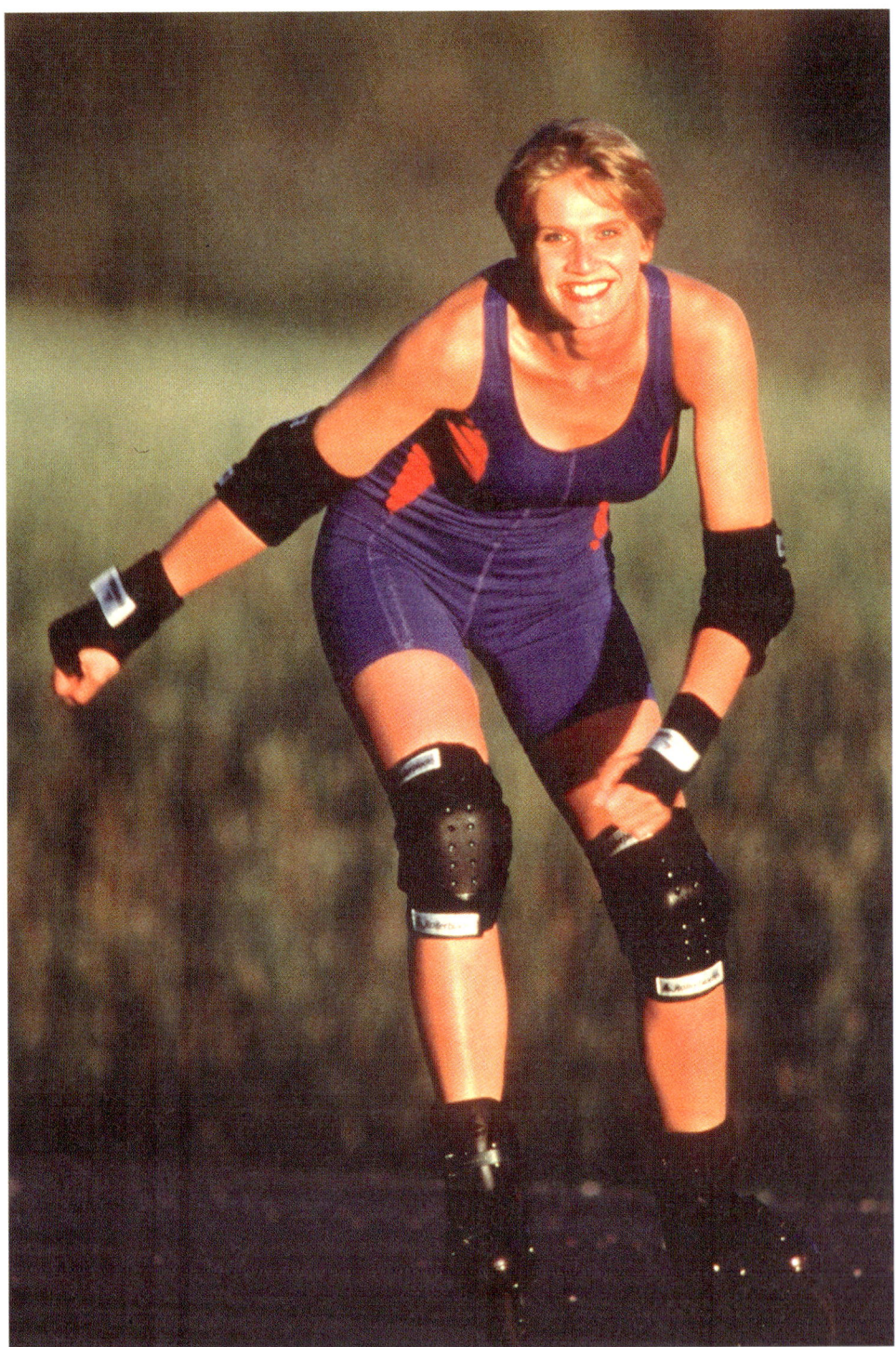

Kapitel 1

Was ist L-Carnitin?

Es verging eine lange Zeit zwischen der Entdeckung des L-Carnitins zu Anfang dieses Jahrhunderts durch die russischen Wissenschaftler *Gurewitsch* und *Krimberg* und seiner kommerziellen Nutzung als einer für alle erschwinglichen Nahrungsergänzung. Dies lag hauptsächlich daran, daß über Jahrzehnte nur geringe Mengen des Stoffes, die unter enormen Kosten aus Fleisch hergestellt wurden, verfügbar waren. Denn interessante Forschungsberichte, die die vielseitigen Einsatzmöglichkeiten des L-Carnitins als ausgezeichnet verträgliche, vitaminähnliche Nahrungsergänzung aufzeigen, gibt es seit Jahrzehnten in ständig wachsender Anzahl. Erst als in den 80er Jahren vollkommen neue Produktionsverfahren, die *nicht* auf den Rohstoff Fleisch zurückgriffen, zur Serienreife entwickelt werden konnten, wurde L-Carnitin in großen Mengen zu moderaten Preisen als Nahrungsmittelergänzung für alle verfügbar. Etwa gleichzeitig nahm auch die Zahl der wissenschaftlichen Arbeiten über die Funktionen des L-Carnitins im Stoffwechsel und seine möglichen Verwendungen zur Aufrechterhaltung der normalen Lebensfunktionen, zur Unterstützung der Heilung verschiedener Gesundheitsstörungen und zur Verbesserung der Lebensqualität sprunghaft zu. Heute, im Jahre 1998, gibt es über 9.000(!) akademische Forschungsberichte über L-Carnitin und jedes Jahr erscheinen weltweit etwa 300 weitere. Die Grenzen der Einsatzmöglichkeiten dieser Nahrungsergänzung zum Wohle der Menschheit sind noch längst nicht ausgelotet.

L-Carnitin wurde erst in den 80er Jahren zu moderaten Preisen für alle verfügbar

Auch zum Wohl der Tiere! Denn L-Carnitin wird ebenso bei vielen Haustieren wie Katzen und Hunden begleitend als gut verträgliches Mittel in der Behandlung vieler Erkrankungen und zur Aufrechterhaltung oder Verbesserung der Vitalität eingesetzt

Folgende grundsätzliche Aussagen lassen sich heute über L-Carnitin machen
➤ Es ist ein essentieller Inhaltsstoff der Nahrung für höherentwickelte tierische Organismen.
➤ Es ist eine vollkommen natürliche Substanz, die hauptsächlich in (Muskel-)Fleisch zu finden ist. Eier

Tierische Produkte		Pflanzliche Produkte	
	mg/kg		
Krabben	9000		mg/kg
Schaffleisch	2100	Apfelmus	31
Ziegenfleisch	1700	Tomaten	29
Lammfleisch	780	Birnen	27
Rindfleisch	700	Bierhefe	24
Schafsherz	500	Reis	18
Schweinefleisch	300	Pfirsiche	16
Kaninchenfleisch	210	Spargel	13
Rinderherz	200	Avocados	13
Schafsmilch	140	Erbsen	12
Kaninchenleber	100	Grapefruit	11
Geflügelfleisch	80	Weizenkeime	10
Schweineleber	50	Brot, Grüne Bohnen	8
Rinderleber	25	Blumenkohl,	
Kuhmilch	25	Erdnüsse	1
Rinderniere	20	Kartoffeln, Orangen	0
Hühnerei	8	Spinat, Möhren, Kohl	0

und Milch(-produkte) enthalten wenig, Obst enthält so gut wie nichts, Gemüse und Nüsse im Schnitt nur recht wenig dieses Stoffes.

➤ Es ist ein vitaminähnlicher Nährstoff, der mit den Vitaminen der B-Gruppe von den Wirkungen her verwandt ist. L-Carnitin wurde deswegen auch einige Zeit als Vitamin B_T bezeichnet. Über die Definition von Vitaminen bestehen unter Wissenschaftlern einige Differenzen. Ursprünglich wurden als Vitamine diejenigen Nährstoffe bezeichnet, die der Körper nicht selbst herstellen kann. Nachdem aber im Laufe der Jahre der diesbezügliche Erkenntnisstand vervollkommnet wurde, und sich herausstellte, daß diverse Vitamine in gewissen Mengen vom Stoffwechsel selbst hergestellt werden können, neigen viele Fachleute heute eher dazu, als Vitamine die Substanzen zu betrachten, die zur Aufrechterhaltung der Lebensfunktionen unbedingt notwendig sind – egal woher sie stammen. Insofern läßt sich L-Carnitin durchaus auch als „vergessenes" Vitamin der B-Gruppe bezeichnen.

➤ Es wird in internationalen Klassifikationen der Ernährungswissenschaft gleich nach *Cholin* aufge-

L-Carnitin – Vitamin oder nicht?

führt, einem anderen vitaminähnlichen Stoff.

➤ Es ist eine Substanz, die für die normalen Lebensprozesse des Organismus' unbedingt erforderlich ist. Sie ist notwendig zur körpereigenen Energieproduktion und für einen normalen Fettstoffwechsel. Deswegen ist sie in praktisch jedem Bereich des Organismus' zu finden, und besonders dort in größeren Mengen, wo reichlich Energie zur Aufrechterhaltung der normalen Körperfunktionen benötigt wird.

Organ	mg/kg	mmol/ml;g
Skelettmuskel	19.000	3,96
Leber	650	2,90
Herz	220	4,80
Nieren	60	1,00
Gehirn	80	0,30
Plasma	30	0,05
Erythrocyten		0,24
Lymphocyten		1,00
Nebenhoden (Epidymis)		60,00–65,00
Ejakulat		0,30–5,00

Vorkommen von L-Carnitin im menschlichen Körper

➤ L-Carnitin kann in der menschlichen Leber, den Nieren und dem Gehirn hergestellt werden. Aber damit lassen sich nur etwa zehn Prozent des normalen Bedarfs decken! Der beträchtliche Rest muß über die Ernährung von außen aufgenommen werden. Bei Säuglingen wird kein L-Carnitin im eigenen Stoffwechsel erzeugt. Mit zunehmendem Alter wird dann langsam die Fähigkeit der L-Carnitin-Herstellung ausgebildet. Deswegen sind Kinder in noch wesentlich größerem Umfang als die Erwachsenen auf Nahrungs-Carnitin angewiesen, um gesund aufzuwachsen. Erst ab einem Alter von etwa 15 Jahren funktioniert die körpereigene L-Carnitin-Synthese des menschlichen Körpers in vollem Umfang. Wenn Kinder vegetarisch ernährt werden, sollte dies unbedingt angemessen berücksichtigt werden. Aus diesem, aber auch anderen wichtigen Gründen ist es dringend angeraten, Kindern, wenn denn schon kein Fleisch, so doch zumindest in ausreichender Menge

Der Körper enthält etwa 25.000 Milligramm – es können aber pro Tag nur ungefähr 16 Milligramm vom Stoffwechsel produziert werden

Kinder brauchen L-Carnitin aus der Nahrung, um gesund aufzuwachsen

Die Geschichte des L-Carnitins in Stichworten

1905
L-Carnitin wurde von den russischen Forschern *Gulewitsch* und *Krimberg* in Fleischextrakt aus Muskelfleisch von Säugetieren entdeckt. Sie fanden heraus, daß dieser Stoff für die biochemische Funktion der Muskelzellen unbedingt notwendig ist. Der Name leitet sich vom lateinischen „Carnis" (Fleisch) ab.

1927
Die chemische Struktur des L-Carnitins, die der Wissenschaftler Krimberg bereits zur Zeit der Entdeckung theoretisch bestimmt hatte, wurde experimentell bestätigt.

1935
Der Wissenschaftler *Strack* erforschte die Funktionen des L-Carnitins im Vergleich zu der in ihrem chemischen Aufbau verwandten Substanz *Cholin*.

1947
Der Wissenschaftler *Fraenkel* führte Forschungen in bezug auf noch unentdeckte Vitamine der B-Gruppe durch. Bis 1946 waren die meisten Vitamine der B-Gruppe entdeckt worden (Thiamin, Riboflavin, Niacin, Pyridoxin, Pantothensäure, Biotin, Folsäure). Bei diesem Projekt spielte auch L-Carnitin eine Rolle.

1952

Mehlwürmer eignen sich sehr gut zu Untersuchungen über Vitamine und vitaminähnliche Stoffe, da sich ihr Organismus in dieser Hinsicht in gewissem Sinne ähnlich wie der menschliche verhält

Fraenkel fand bei der Untersuchung in bezug auf lebensnotwendige Stoffe in der Ernährung von Mehlwürmern heraus, daß L-Carnitin für diese ein lebensnotwendiger Nahrungsbestandteil ist. Er isolierte in diesem Zusammenhang L-Carnitin aus der menschlichen Leber und gab ihm den Namen „Vitamin B_T". Auch heute sehen viele Spezialisten L-Carnitin als ein „vergessenes" Vitamin der B-Gruppe an.

1958
Der Forscher *Fritz* fand heraus, daß L-Carnitin die Fettverbrennung in den Mitochondrien von Zellen zu steigern vermag. Diese Erkenntnis etablierte L-Carnitin als fundamentalen Faktor der Fettverbrennung im menschlichen Stoffwechsel in der Wissenschaft.

Anfang der 80er Jahre
Neue, revolutionäre Produktionsverfahren werden serienreif. Dadurch wird L-Carnitin in einer gleichbleibenden, von dem Rohstoff „Fleisch" vollkommen unabhängigen Qualität und in einer gut lagerbaren und vielseitig verwendbaren Form verfügbar. Außerdem ist es nun sehr viel erschwinglicher und damit für alle gesundheitsbewußten Menschen als Nahrungsergänzung verfügbar.

1980
Bei der Olympiade feiern italienische Ausdauersportler erstmalig große Erfolge, die sich zu einem großen Teil auf die Einnahme von L-Carnitin zurückführen lassen. Denn die italienische Olympiamannschaft verwendete damals als einzige L-Carnitin als Nahrungsergänzung.

1982
Bei der Fußballweltmeisterschaft wird Italiens Mannschaft überlegen Weltmeister. Auch in diesem Wettbewerb war die italienische Mannschaft die einzige, die L-Carnitin anwendete.

1986
Statt der bisherigen chemischen Herstellung ist nun eine biotechnologische, naturnahe Produktionsweise von dem Schweizer Unternehmen LONZA entwickelt worden.

Ab 1980 bis heute
Weltweit werden intensive Forschungen über die Funktionen von L-Carnitin im Stoffwechsel von Mensch und Tier sowie über den möglichen Einsatz als bioaktive Nahrungsergänzung und begleitendes Therapeutikum bei einer Vielzahl von Gesundheitsstörungen durchgeführt.

Unter anderem: Alzheimer, AIDS, Herzinfarkt, Schlaganfall, Muskelerkrankungen, Diabetes, Sepsis (Blutvergiftung), Postpoliosyndrom, Leberzirrhose.

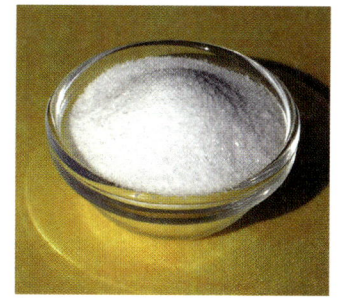

L-Carnitin ähnelt vom Aussehen her ganz normalem Haushaltszucker

L-Carnitin verbessert die Stoffwechselfunktion

Von staatlicher Seite sind 1000 mg L-Carnitin pro Tag als Nahrungsergänzung erlaubt. Erwiesenermaßen sind auch wesentlich höhere Dosierungen von mehreren Gramm (3 bis 6 g) täglich völlig unschädlich und für den Stoffwechsel durchaus in Zeiten, wo größere Anforderungen bewältigt werden müssen, vorteilhaft

Nur circa 10 Prozent des täglichen Bedarfs kann über die körpereigene L-Carnitin-Synthese gedeckt werden

Eier und Milch(-produkte) zu geben. Es kann hier sonst zu Entwicklungs- und Wachstumsstörungen, Anämie (Blutarmut), zu Lernschwächen und Dysfunktionen des Immunsystems kommen. Auch bleibende Schäden sind unter diesen Umständen nicht auszuschließen

➤ L-Carnitin trägt wesentlich und in vielfältiger Weise zu einer normalen Funktion des Stoffwechsels insgesamt, sowohl direkt als auch indirekt bei. So kann es die Vitalität (Energiestoffwechsel) verbessern, Herzproblemen vorbeugen und bei deren Heilung helfen, in mancher Hinsicht den Alterungsprozeß verlangsamen und so für hohe Lebensqualität in den reiferen Jahren einen wichtigen Beitrag leisten, die Fortpflanzungsfähigkeit bei Männern und das Immunsystem stärken, die Blutbildung und die Sauerstoffabgabe der roten Blutkörperchen wesentlich unterstützen, Schlaganfällen vorbeugen und ihre Folgen lindern sowie die Entgiftung fördern und die Zellen vor vielen schädlichen Stoffen sowie der Bildung von Tumoren schützen.

➤ Der menschliche Körper enthält etwa 20 bis 25 g L-Carnitin.

➤ Der normale tägliche Bedarf an L-Carnitin beträgt zwischen 200 mg und 500 mg. Bei starken körperlichen Belastungen oder Streß kann der tägliche L-Carnitin-Bedarf ohne weiteres auf 1.200 mg steigen. Spitzensportler verwenden zur Stabilisierung iher Leistungsfähigkeit und zur Minderung des Verletzungsrisikos bei Wettkämpfen bis zu 9 g pro Tag.

➤ Nur circa 10 Prozent des täglichen L-Carnitin-Bedarfs kann über die körpereigene Herstellung gedeckt werden. Allerdings werden zur Produktion von nur 1g L-Carnitin etwa 30 g Protein verbraucht, so daß bei einer Ernährungslage mit nur geringer L-Carnitin- und Proteinzufuhr leicht auch der Eiweißstoffwechsel überstrapaziert werden kann, insbesondere bei hohen körperlichen Anforderungen.

L-Carnitin und D-Carnitin

Carnitin gibt es in zwei chemisch gleichen Formen, dem D- und dem L-Carnitin. Der einzige Unterschied besteht darin, daß D-Carnitin genau spiegelbildlich aufgebaut ist wie L-Carnitin. Diese kleine, aber bedeutsame Verschiedenheit hat die Konsequenz, daß D-Carnitin eine giftige Wirkung in bezug auf verschiedene Körperfunktionen hat und außerdem praktisch keine der gesundheitsfördernden Eigenschaften der Schwestersubstanz L-Carnitin aufweist. Bevor zu Beginn der 80er Jahre neue Herstellungsverfahren für Carnitin entwickelt wurden, war einige Zeit das sogenannte D/L-Carnitin auf dem Markt. Diese Substanz ist eine Mischung aus beiden Arten des Carnitins, die recht preisgünstig herzustellen ist. Nachdem die Gesundheitsschädlichkeit des D-Carnitins entdeckt wurde, folgte in den USA ein Verkaufsverbot dieser Substanz als Nahrungsergänzung. Heutzutage ist das im Handel befindliche Carnitin *immer* L-Carnitin. Übrigens: Der menschliche Organismus stellt selbst auch nur L-Carnitin her.

L-Carnitin

D-Carnitin

D-Carnitin ist gesundheitsschädlich

Wird in Belastungssituationen nun wesentlich mehr L-Carnitin gebraucht, müssen zusätzliche Mengen von der lebensnotwendigen Substanz über die Nahrung oder als Nahrungsergänzung zugeführt werden, da der Körper die L-Carnitin-Produktion nicht weiter steigern kann.

➤ Gesundheitliche Probleme, Streß, Schwangerschaft, Stillzeit und starke körperliche Belastungen können den L-Carnitin-Bedarf drastisch erhöhen.

➤ L-Carnitin-Mangelsymptome sind vielfältig und unspezifisch. Ein „Zuwenig" an dieser vitaminähnlichen Substanz ist im Grunde nur durch gezielte, recht aufwendige Diagnoseverfahren feststellbar. So ist zum Beispiel in der Regel keine Beziehung zwischen dem L-Carnitin-Spiegel im Blutserum und dem in den Zellen vorhanden. Im Klartext: Wird das Blut auf L-Carnitin-Mangel untersucht und sind die Werte normal, kann trotzdem ein L-Carnitin-Defizit in den Zellen herrschen – mit entsprechenden disharmonischen Auswirkungen auf Gesundheit und Lebenskraft. Für bestimmte Herzerkrankungen sind erhöhte L-Carnitin-Werte im Blutserum sogar typisch!

L-Carnitin-Mangelsymptome

- *Einlagerung von Fetttröpfchen (Triglyceriden) in das Gewebe*
- *Gewebeverfettung von Herz, Leber, Muskeln (Lipidose)*
- *rasche Erschöpfbarkeit und Leistungsminderung*
- *Muskelschwäche, Muskelschwund, Müdigkeit*
- *längere Erholungszeit nach Belastungen*
- *Schwächung des Immunsystems*
- *Verschlechterung der Blutparameter (Hk-, Hb-Wert)*
- *verminderte Beweglichkeit der männlichen Samenzellen und Unfruchtbarkeit*
- *Wachstumsstörungen bei Kindern*
- *Herzerkrankungen, Herzschwäche, Rhythmusstörungen, Angina pectoris*
- *Leberverfettung, Leberzirrhose, Leberfunktionsstörungen*
- *Einschränkung der Eiweißsynthese*
- *erhöhte Anfälligkeit gegenüber Stoffwechselgiften wie etwa Ammoniak und verschiedenen Umwelttoxinen sowie freien Radikalen*

Hk = Hämatokrit (Anzahl der roten Blutkörperchen); Hb = Hämoglobin (der rote Blutfarbstoff)

Wie wirkt L-Carnitin?

In drei Punkten zusammengefaßt kann über die Hauptwirkungsrichtung von L-Carnitin gesagt werden, daß es
- dem Körper umfassend Kraft gibt,
- die Fähigkeit verleiht, mit physischen und psychischen (Höchst-)Leistungen kurz- und langfristig(!) verschleißarm und physiologisch besonders effektiv umzugehen, sowie
- den Geist und das Nervensystem schützt und deren Funktionsfähigkeit fördert.

Überall, wo der Organismus Energie braucht, spielt es eine wichtige Rolle. So transportiert es zum Beispiel die Fettsäuren in die *Mitochondrien*, die biochemischen Kraftwerke im Inneren der Zellen. L-Carnitin ist aber

Der Körper kann geringe Mengen von L-Carnitin selbst produzieren

Der menschliche Stoffwechsel hat die Fähigkeit, L-Carnitin selbst aus verschiedenen Ausgangsmaterialien zusammenzusetzen. Die hauptsächliche „Fabrik" dazu befindet sich in dem unglaublich vielseitigen Chemielabor des Körpers, der Leber. Weitere geringe Mengen werden in den Nieren und auch im Gehirn synthetisiert. Damit der Herstellungsprozeß überhaupt ablaufen kann, werden einige Stoffe unbedingt als Ausgangsmaterial gebraucht.

Diese sind: Vitamin C, Vitamin B_3 (Niacin), Vitamin B_6, B_{12}, Folsäure, Eisen und die essentiellen Aminosäuren Lysin und Methionin. Außerdem werden fünf verschiedene Enzyme zur L-Carnitin-Synthese benötigt. Tritt ein Mangel auch nur an *einem einzigen* dieser Stoffe auf, wird die körpereigene L-Carnitin-Synthese eingeschränkt.

Ein Vitamin-C-Mangel führt übrigens als erstes zu L-Carnitin-Mangelsymptomen, weil die körpereigene L-Carnitin-Herstellung nicht mehr funktioniert.

Die körpereigene L-Carnitin-Produktion ist erst ab etwa dem 15. Lebensjahr voll funktionsfähig. Bei Kleinkindern ist sie praktisch noch gar nicht vorhanden. Selbst bei Erwachsenen kann nur etwa zehn Prozent des normalen Bedarfs an L-Carnitin vom Stoffwechsel selbst hergestellt werden. Eine ergänzende Zufuhr über die Nahrung ist deswegen sehr wichtig. Besonders, wenn überdurchschnittliche physische oder psychische Belastungen erfolgreich bewältigt werden müssen oder andere Umstände, wie Erkrankungen, vorliegen, die zu einem erhöhten L-Carnitin-Bedarf führen.

Aminosäuren sind die einfachsten Bausteine der Eiweiße, aus denen ein großer Teil des Körpergewebes, wie zum Beispiel die Muskulatur, aufgebaut ist. „Essentielle Aminosäuren" sind diejenigen, die als lebensnotwendige Substanzen über die Nahrung zugeführt werden müssen, da der Körper sie nicht selbst herstellen kann

Vergleiche dazu auch die Angaben zu der Frage „Wer braucht L-Carnitin als Nahrungsergänzung besonders?" in Kapitel 7

19

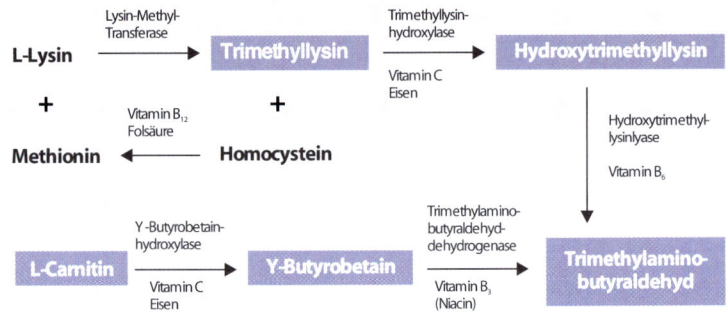

Biosynthese des L-Carnitins (I)

Biosynthese des L-Carnitins (II)

- geringe Kapazität (ca. 16–20 mg/d=100 mmol=1,2mmol/d/kg Körpergewicht
- nur 10 % des täglichen Bedarfs stammen aus der körpereigenen Synthese
- es erfolgt keine Anpassung/Steigerung bei erhöhtem
- L-Carnitin-Bedarf
- die Synthese ist abhängig von Vitamin A, B_3, B_6, B_{12}, Eisen, Folsäure, Lysin und Methionin sowie fünf Enzymen
- Mangel an einer dieser Komponenten schränkt die gesamte Synthese ein
- erhöhte Zufuhr von Rohstoffen beeinflußt die Synthese nicht
- wichtige Syntheseschritte sind nur in der Leber in adäquaten Mengen möglich
- erst im 15. Lebensjahr wird die volle Aktivität der Synthese erreicht
- die Syntheseleistung läßt im Alter nach
- L-Carnitin-Synthese ist in vielen Menschen nicht bedarfsdeckend
- L-Carnitin-Supplementation hat keinen schädigenden Einfluß auf die körpereigene Synthese

L-Carnitin sorgt in erster Linie für eine gesteigerte Fettverbrennung

nicht nur am Fettstoffwechsel beteiligt. Auch wenn Energie aus Proteinen oder Kohlehydraten gewonnen wird, trägt es seinen Teil zu den entsprechenden Reaktionen bei. Allerdings sorgt es bei ausreichendem Vorhandensein in erster Linie für eine Energiegewinnung aus Fetten.

Dieser Treibstoff ist nämlich auch in jeder Hinsicht wesentlich effektiver für den Organismus als die bei-

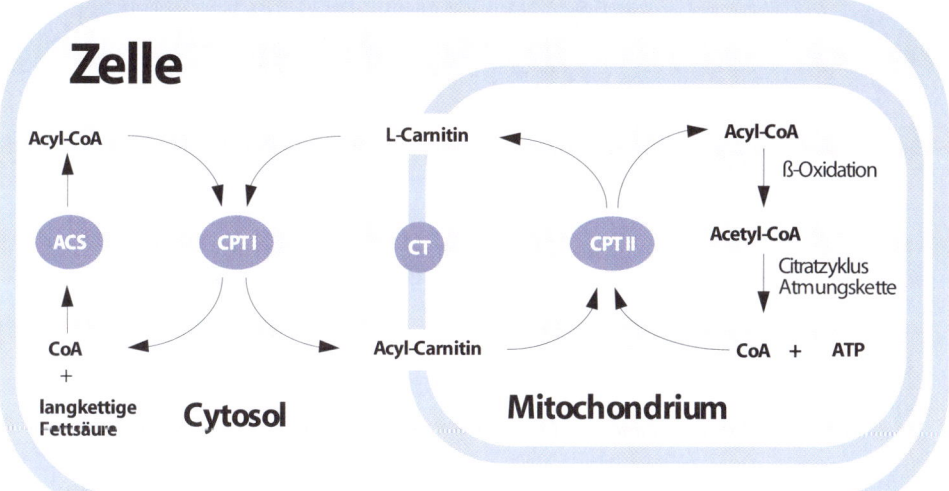

Zelle

Acyl-CoA   L-Carnitin   Acyl-CoA

ß-Oxidation

ACS   CPT I   CT   CPT II   Acetyl-CoA

Citratzyklus
Atmungskette

CoA
+
langkettige   **Cytosol**   Acyl-Carnitin   CoA + ATP
Fettsäure   **Mitochondrium**

den anderen Alternativen. Denn Fette liefern etwa sechsmal so viel Energie wie Glucose oder Eiweiße, wenn sie verbrannt werden. Außerdem gibt es bei der Energiespeicherung in Form von Glucose das Problem, daß die gleichen Gewichtsanteile Wasser notwendig sind, um die Glucose im Körper als schnell verfügbare Brennstoffreserve einzulagern. Bei der Verbrennung von Proteinen entsteht unter anderem zum Beispiel das extrem schädliche Stoffwechselgift *Ammoniak.*

Nur die Fettverbrennung kann effektiv Energie in größerem Umfang und für einen längeren Zeitraum bereitstellen.

Weiterhin fördert L-Carnitin die Funktion des Immunsystems, indem es den Makrophagen, den Freßzellen, Kraft gibt, sich schnell durch den Körper zu bewegen, wenn sie Jagd auf unliebsame Eindringlinge wie Viren, Bakterien oder Pilze machen. Die Fähigkeit dieser Wachter des Stoffwechsels, die Störenfriede zu umhüllen und buchstäblich aufzufressen, wird von L-Carnitin wirkungsvoll unterstützt.

Auch die männlichen Samenzellen müssen sehr beweglich und ausdauernd sein, um zu einer Eizelle zu gelangen und sie befruchten zu können. Die dafür erforderliche Energie wird ebenfalls durch das ausrei-

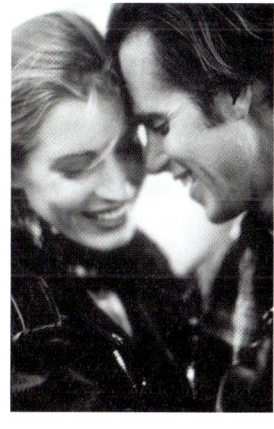

L-Carnitin stärkt das Immunsystem und stellt Energie für die männlichen Samenzellen bereit

chende Vorhandensein von L-Carnitin bereitgestellt. In gewissem Sinne ist es nicht falsch, wenn von L-Carnitin als einem männlichen Fruchtbarkeitswirkstoff geredet wird.

Eine hohe L-Carnitin-Reserve steigert die Vitalität insgesamt sowie die Fähigkeit, ausgeglichen mit Streß aller Art umzugehen. Dies ist eine wichtige Hilfe zur Heilung des unter den Menschen in den westlichen Industrienationen in den letzten Jahrzehnten immer mehr verbreiteten LSD-Syndroms. Nein, es geht in diesem Fall mal nicht um Rauschgift. Das Kürzel „LSD" heißt hier nicht *Lysergsäurediäthylamid*, sondern *Low Sexual Desire*. Zu deutsch: Geringes geschlechtliches Verlangen. Wie die Wissenschaft herausgefunden hat, wird durch die vielen stressigen Umwelteinflüsse und Alltagsbelastungen bei vielen die Lust zur Lust mitunter stark gedämpft. Dies ist nicht nur eine wesentliche Minderung der Lebensqualität, sondern zieht auch oft soziale und gesundheitliche Langzeitschäden verschiedenster Art nach sich.

L-Carnitin normalisiert die „Lust zur Lust"

L-Carnitin als gesunder Fitmacher kann hier einen Beitrag leisten, indem es die Belastbarkeit stärkt und die Fähigkeit verbessert, mit Streß ausgeglichen umzugehen.

Nicht nur in geistiger Hinsicht kann es stärkend wirken. Die Zellen und die Mitochondrien, die biochemischen Kraftwerke im Zellinneren, die außerdem noch viele verschiedene Substanzen in andere umbauen können und so den Stoffwechsel in Gang halten, werden von L-Carnitin entgiftet. Die Zellmembranen werden durch L-Carnitin nicht nur vor Schäden durch Säuren, Endotoxine, Tumore, Nekrosen und Streßfaktoren sowie Freie Radikale geschützt und in ihren Stoffwechselfunktionen optimiert, sondern es fördert außerdem auch noch die Reparatur schadhafter Zellmembranen. Am stärksten hilft L-Carnitin den Immunzellen, den Erythrozyten (Rote Blutkörperchen) und Spermien (Samenzellen).

Endotoxine sind durch den Stoffwechsel im Körper entstandene Gifte, wie z. B. Ammoniak. Mit Nekrosen bezeichnet man abgestorbene Zellen

Eine weitere wichtige Wirkung ist der Schutz des Nervensystems vor dem Stoffwechselgift *Ammoniak*, das nicht nur bei intensiver körperlicher Belastung als Abfallprodukt des Fettstoffwechsels entsteht, sondern auch bei Funktionsstörungen der Leber, zum Beispiel im Zusammenhang mit chronischem Alkoholmißbrauch oder Hepatitis, in größeren Konzentrationen auftritt. L-Carnitin unterstützt weiterhin die Heilung geschädigter Nervenzellen.

Für die roten Blutkörperchen ist L-Carnitin absolut lebensnotwendig, da es sie von Stoffwechselendprodukten entgiftet, die auf andere Weise nicht unschädlich zu machen sind. Gleichzeitig erhöht es auch deren Lebensdauer, verbessert ihre Fähigkeit zur Sauerstoffabgabe an die Zellen und sorgt dafür, daß die roten Blutkörperchen nicht so leicht aneinanderkleben. Dies hilft, Thrombosen, Schlaganfälle und Herzinfarkte zu vermeiden und verbessert insgesamt die Fließfähigkeit des Blutes und damit dessen Fähigkeit, auch über die haarfeinen Kapillaren in möglichst alle Körperbereiche zu gelangen, um Nährstoffe abzugeben und Stoffwechselendprodukte zur Entsorgung abzuholen. Ein gesunder Organismus kann nur auf diese Weise erhalten werden.

Es mag so manchem Leser als etwas übertrieben anmuten, was hier dem L-Carnitin alles an positiven Funktionen zugeschrieben wird. Doch es sind Tatsachen. All dies und noch viel mehr ist wissenschaftlich seit Jahren belegbar.

L-Carnitin erhöht die Sauerstofftransportfähigkeit und die Fließfähigkeit des Blutes

So wenden Sie L-Carnitin am besten als Nahrungsergänzung an

Es können natürlich auch bei starken Belastungssituationen, wie sie etwa Spitzensportler zu bewältigen haben, wesentlich höhere Einzeldosierungen verwendet werden. Allerdings sind Einmaldosen von mehr als 5 g nicht sinnvoll

Bei so viel Gutem, was das L-Carnitin zu bieten hat, stellt sich natürlich die Frage, wie es am besten als Nahrungsergänzung angewendet werden kann. Einfach nach der Devise „viel hilft viel!" vorzugehen, hat gerade bei L-Carnitin wenig Sinn.

Eine optimale Resorption (Aufnahme) über den Dünndarm in den Stoffwechsel wird durch eine Verteilung der Tagesdosis von zum Beispiel 1 g auf mehrere kleine Portionen erreicht. Versierte Ernährungsfachleute empfehlen zum Beispiel Einzelgaben von 100 bis 250 mg. Zusammen mit den im Fitneß-Sport beliebten Eiweißdrinks sollte L-Carnitin jedoch **nicht** eingenommen werden, da die gleichzeitige Anwesenheit von größeren Mengen Aminosäuren im Verdauungstrakt die Resorption von L-Carnitin behindern kann!

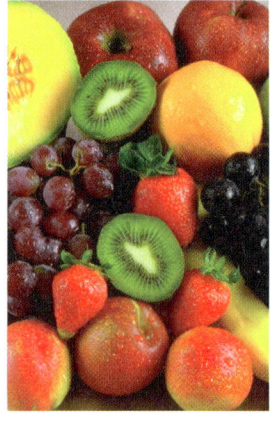

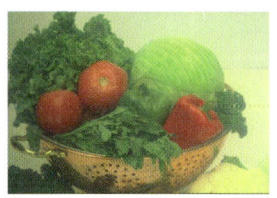

In Verbindung mit dem Genuß von Obst oder Gemüse gelingt die Aufnahme in den Organismus am besten

Resorption von L-Carnitin im Gewebe

- *Zellen enthalten 100 ml mehr L-Carnitin als das Blut*
  - ➤ *ein aktiver Transport in die Zellen ist notwendig*
  - ➤ *80 % des L-Carnitins im Herzen werden aktiv resorbiert*
  - ➤ *sättigbar, energieabhängig, natriumabhängig*
  - ➤ *Energiemangel in der Zelle führt zu einer verminderten Aufnahme von L-Carnitin und zu einem Abfall der L-Carnitin-Konzentration in der Zelle, z. B. bei Herzschwäche in der Herzmuskelzelle*
  - ➤ *passive Resorption ist bei höheren Konzentrationen möglich*
- *durch langfristige, orale Supplementation läßt sich der L-Carnitin-Gehalt in allen Geweben, Zellen und Körperflüssigkeiten erhöhen*

Soll die Einnahme zeitlich so gestaltet werden, daß zu einem bestimmten Zeitpunkt, wie zum Beispiel einem Training oder wichtigen Wettkampf, die volle Wirkung des L-Carnitins verfügbar wird, sollte es ungefähr zwei Stunden zuvor gegeben werden. Zwischen zwei bis sechs Stunden nach der Einnahme liegt der Hauptwirkungsbereich, wie in Versuchen mit Sportlern herausgefunden wurde. Nach 16.00 Uhr sollte L-Carnitin nicht mehr eingenommen werden, damit die nächtliche Ruhephase nicht durch unzeitgemäße Wachheit und Tätigkeitsdrang gestört wird! Dagegen bewirkt die Einnahme von L-Carnitin am Morgen, gleich nach dem Aufstehen, oder vor dem Mittagessen Steigerungen der geistigen und körperlichen Wachheit und Vitalität genau zum richtigen Zeitpunkt.

L-Carnitin macht aus „Morgenmuffeln" „Senkrechtstarter"

Zusammenfassung

• *L-Carnitin ist eine natürliche, vitaminähnliche Substanz*
• *L-Carnitin ist kein Arzneimittel, sondern eine Nahrungsergänzung*
• *L-Carnitin hat keine Nebenwirkungen und birgt keinerlei Risiko*
• *L-Carnitin fördert und unterstützt die Gesundheit in allen Lebensphasen*
• *L-Carnitin-Mangel ist weit verbreitet, wird aber nicht diagnostiziert*
• *viele Menschen leiden unter L-Carnitin-Mangel, ohne es zu wissen und erkennen nicht die Mangelsymptome*
• *L-Carnitin hat positive Effekte bei vielen Erkrankungen*

➣ **Viele Menschen können von L-Carnitin profitieren**

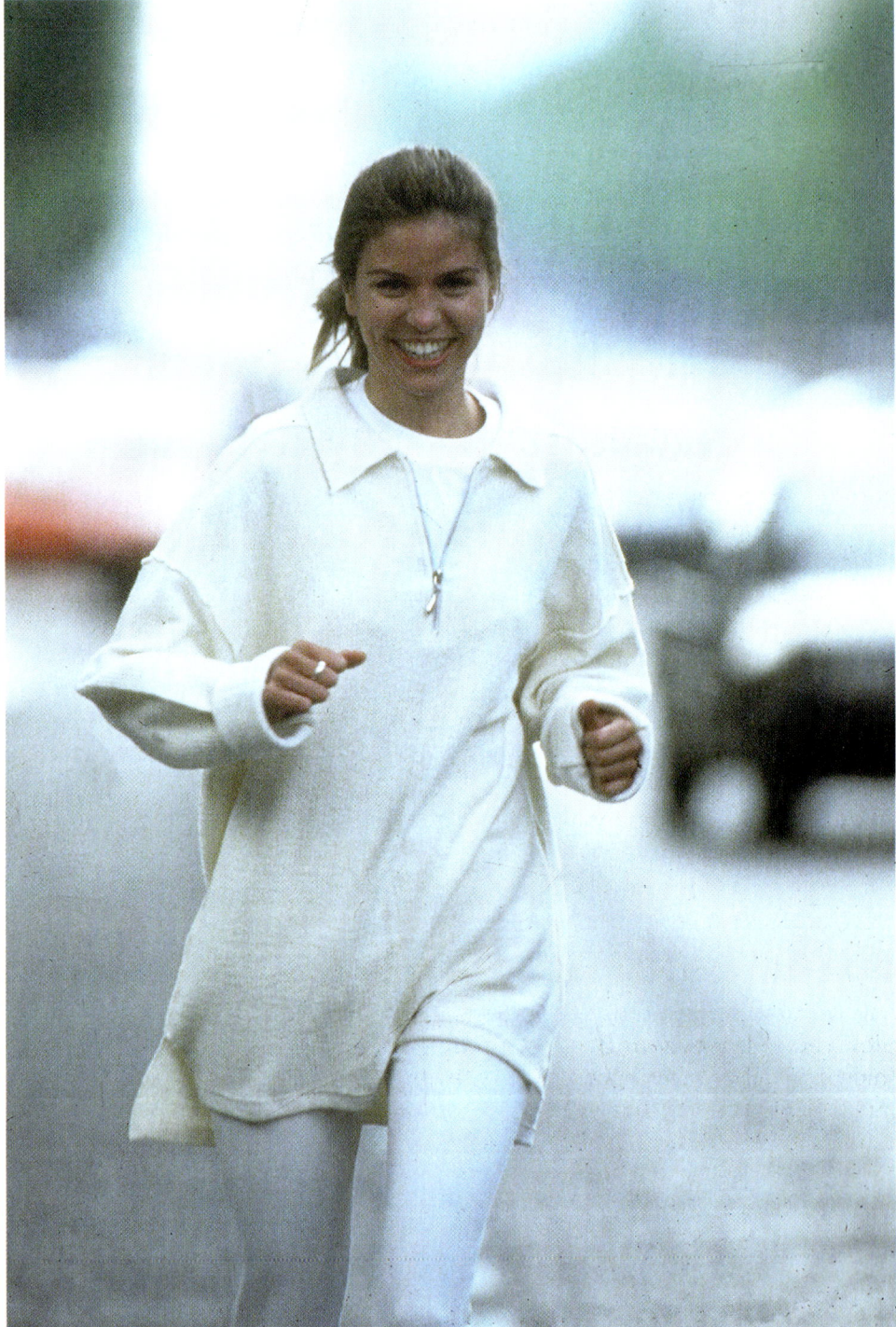

Kapitel 2

Gesund und streßfrei abnehmen

Manche Zeitgenossen haben keine Probleme mit ihrer Figur. Die einen sind irgendwie von Natur aus schlank und hätten wirklich Mühe zuzunehmen – die anderen kümmert es, aus welchen Gründen auch immer, nicht besonders, wie sie aussehen. Und dann bleiben da noch Leute wie ich und vielleicht Sie, liebe(r) Leser(in).

Ja ehrlich, das gibt's: das Turbo-Schlank-Pflaster. Aber es wirkt nicht! Außer in bezug auf die Abmagerung der Brieftasche. Aber wer will schon dort schlank werden!

Es ist ja nicht so, daß es keine Diäten und wohlmeinenden Ratschläge gäbe, die viel zu oft von Leuten kommen, die sowieso eher keine Abspeckkuren zu machen brauchen. Auch Schlankheitskliniken und Unmengen von Tees, Tropfen, Pillen, Pulvern und Pflastern könnten helfen. Zumindest theoretisch. Einiges von den Schnell-schlank-Sachen kenne ich. Auch die meisten der Natürlich-langsam-und-dafür-nachhaltig-Kuren sind mir durchaus vertraut. Nach Jahren des Herumprobierens habe ich für mich individuell praktikable und gesundheitsfreundliche Methoden entwickelt, meine konstitutionsbedingt zur Vermehrung neigenden Pfunde im Griff zu behalten. Neben leckerer Vollwerternährung, einem alltagstauglichem und deswegen auch regelmäßig stattfindenden Fitneßprogramm sowie einer konstruktiven Lebenseinstellung gehören spezielle Nahrungsergänzungen dazu. Schlanksein hat eine Menge mit seelischer Ausgeglichenheit zu tun – aber genauso auch mit einem harmonisch funktionierenden Stoffwechsel. Wer zum Beispiel einfach zu schlapp (nicht zu faul!) ist, sich sportlich zu betätigen, wer sich quälen muß, um die Fitneßübungen zu absolvieren, der braucht für seinen Körper dringend Unterstützung. Sonst hilft auch die ausgeglichenste seelische Groß-wetterlage nichts.

Eine ganze Reihe meiner Bücher handelt davon, wie die Psyche in ihrer Leistungsfähigkeit entwickelt und gestärkt werden kann. In der Bibliographie sind die entsprechenden Titel genannt. An dieser Stelle gehe

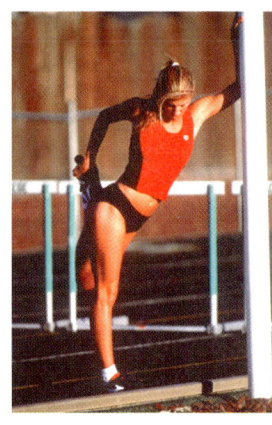

Die Vitalität steigern, schlank werden – und bleiben!

Fasten fällt leichter mit Gleichgesinnten und unterstützenden Beschäftigungen

ich nun darauf näher ein, wie L-Carnitin sich nach den neuesten Erkenntnissen der Forschung im Rahmen gängiger Arten der Gewichtsnormalisierung dafür einsetzen läßt, die Vitalität zu steigern und beim Schlank-werden-und-schlank-Bleiben zu helfen.

Fasten

Eine fachgerecht durchgeführte Fastenkur ist seit alters her ein vorzügliches Mittel zur Entschlackung und zum Abnehmen. Wichtig ist es, sich von einem in der Methode erfahrenen Arzt, Heilpraktiker oder qualifizierten Ernährungsspezialisten begleiten zu lassen. Denn so mancher hat körperliche Leiden, die bei der individuellen Gestaltung der Fastenkur berücksichtigt werden müssen, damit es keine gesundheitlichen Probleme gibt. In einer Gruppe mit Gleichgesinnten fastet es sich oftmals leichter, und optimal ist es, wenn die Kur von ein wenig Selbsterfahrung, künstlerischer Betätigung und Gymnastik, Tai Chi, Qi Gong oder Yoga und zum Beispiel Reiki begleitet wird.

Darmreinigung, viel Trinken, ausreichend Ruhe und Massagen, die die Entschlackung fördern, sind wichtige Hilfen beim Fasten. Wenn die Kur im Urlaub stattfindet, sind die häufig auftretende Müdigkeit und Abgeschlagenheit sicher lästig, aber nicht weiter tragisch. Wer allerdings parallel zu einem mit vielerlei Aufgaben und Streß angefüllten Berufsalltag fastet, kann sich ständige Müdigkeit und verringerte geistige und körperliche Belastbarkeit wohl kaum leisten. Zu einem Teil lassen sich die unangenehmen Begleitsymptome durch die Einnahme von geeigneten Vitamin-/Mineralstoffpräparaten und die oben angeführten Hilfen auffangen. Einen weiteren wichtigen Beitrag kann L-Carnitin liefern. Da es eine Schlüsselrolle bei der Energiebereitstellung im Stoffwechsel spielt und beim Fasten mangels Zufuhr durch die Nahrung von Tag zu Tag immer weniger zur Verfügung steht, obwohl der Körper sich durch Erhöhung der Rückresoptionsrate in den Nieren bemüht, so wenig von der kostbaren Substanz wie möglich auszuscheiden, stellt sich durch die unvermeidliche Verringerung des L-Carnitin-Spiegels eine allgemeine Schwäche ein. Die häufig bei einer derartigen Kur auftretende Euphorie sollte nicht mit tatsächlicher Leistungsfähigkeit verwechselt werden. Wird nun wieder L-Carnitin als Nahrungsergänzung zugeführt, wird die Vitalität unterstützt und auch eine „berufsbegleitende" Fastenkur kann Spaß machen, weil alle üblichen Anforderungen gut bewältigt werden können. Fachleute empfehlen mindestens 1.000 mg täglich, je nach Körpergewicht und äußeren Belastungen. Aus physiologischen Gründen lassen sich mit geringeren Tagesdosen keine befriedigenden Effekte erzielen. Mit ein wenig Experimentieren findet sich schnell die individuell geeignete Dosierung. Sinnvollerweise sollte die Tagesmenge in drei bis vier Portionen von „Gleichnach-dem-Aufstehen" bis zum frühen Nachmittag eingenommen werden. Einmal ist dann der „Fit-Effekt" des L-Carnitins genau dann vorhanden, wenn die höchste Leistungskraft erforderlich ist, zum anderen stört die verstärkte Energiebereitstellung durch das L-Carnitin, die auch des öfteren von einem gewissen Schaffensdrang begleitet wird, nicht den Schlaf. Für das optimale Timing der L-Carnitin-Wirkung bitte daran denken: Das „Fenster" des Wirkungsmaximums liegt zwischen zwei und sechs Stunden nach der Einnahme.

Durch seine Schlüsselrolle bei der Energiebereitstellung im Körper spielt L-Carnitin beim Fasten eine wichtige Rolle

Das „Timing" ist wichtig für die optimale Wirkung

Fettpolster werden beim Fasten abgebaut

Ein weiteres wichtiges Resultat von zusätzlichen L-Carnitin-Gaben in bezug auf das Fasten besteht darin, daß der Fettstoffwechsel optimiert wird. Ohne ein ausreichendes L-Carnitin-Angebot greift der Körper sonst bereits nach wenigen Tagen Fasten zusätzlich auf die Energiegewinnung aus der Verbrennung von Eiweißen (Proteinen) zurück. Dabei fällt aber automatisch das Stoffwechselgift Ammoniak an. Die dadurch ausgelöste zusätzliche Belastung des Organismus' führt zu Unlustgefühlen, die Nerven sind nicht mehr so stark wie gewohnt und der Leber wird eine zusätzliche Bürde aufgeladen. L-Carnitin versetzt den Körper in die Lage, verstärkt das vorhandene Depotfett zu verbren-

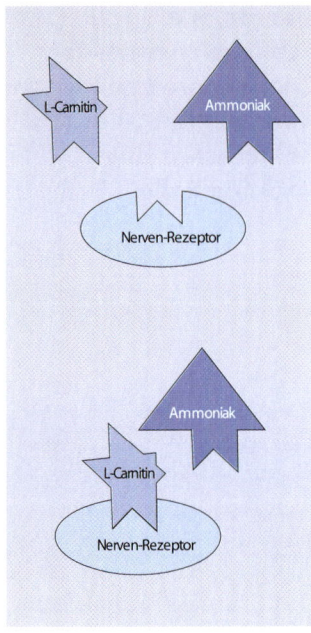

L-Carnitin schützt die Nervenrezeptoren vor dem Nervengift Ammoniak. Ammoniak blockiert und lähmt Nerven. Es führt so zu Müdigkeit; in Extremfällen, wie bei Leberzirrhose oder Leberkrebs, zu Koma und Tod durch hepatische Enzephalopathie (durch Ausfall wichtiger Leberfunktionen bedingtes Hirnversagen)

L-Carnitin hilft bei der Verbrennung des Depotfetts – und schützt den Körper vor freigesetzten Schadstoffen

nen – einer der zentralen erwünschten Effekte des Fastens. So werden Fettpolster abgebaut und die in den Fettzellen mit eingelagerten Gifte und Schlacken ausgeleitet. Während des Fastens sollte auf ausreichende Flüssigkeitszufuhr geachtet werden – am besten in Form von Wasser. Richtwert: ca. 30 ml Wasser pro kg Körpergewicht täglich. Vom sogenannten „Trockenfasten" ist dringend abzuraten! Dabei schützt L-Carnitin Zellen und Organe vor Schäden durch die freigesetzten Schadstoffe. Gleichzeitig wird die Muskulatur erhalten, weil sie ja nicht als „Notbrennstoff" herhalten muß, und es wird bis zu zehn Prozent mehr Fett verbrannt. Weiterhin puffert das vielseitige L-Carnitin das empfindliche Nervensystem gegen das giftige Ammoniak ab: Dadurch, daß es gewisse chemische Ähnlichkeiten mit der schädlichen Substanz hat, aber eben vollkommen unschädlich ist, koppelt es sich an dieselben Nervenverbindungen an, die sonst Zielscheiben für die zerstörerische Auswirkung des Ammoniaks wären. Da diese dann von einem freundlichen Gast besetzt sind, kann das toxische Ammoniak die Nervenzellen nicht mehr schädigen.

Reduktionsdiät

„FdH" ist nicht immer eine Lösung für Gewichtsprobleme. Die Ernährungswissenschaft unserer Tage hat deshalb eine Reihe von maßgeschneiderten Diäten entwickelt, die das Abnehmen erleichtern. Allerdings kann es auch bei einer noch so gut zusammengestellten Diät leicht, gerade unter Einfluß von Belastungssituationen, zu einem L-Carnitin-Defizit kommen. Es gibt nun mal weniger zu essen, und häufig sind es gerade die L-Carnitin-haltigen Fleischgerichte, die wegen ihrer hohen Kalorienzahl in der Diät nur selten oder gar nicht vorkommen. Außerdem fördert Fleisch ja auch nicht gerade eine Entschlackungskur, insofern ist es durchaus sinnvoll, mal einige Zeit darauf zu verzichten, um dem Körper den Hausputz zu erleichtern. Auch hier kann Müdigkeit und Erschöpfung durch L-Carnitin als Nahrungsergänzung vorgebeugt werden. Mindestens

Wirkungen auf den Stoffwechsel

- *L-Carnitin ist essentiell für den Transport langkettiger Fettsäuren in die Mitochondrien. Ohne L-Carnitin können langkettige Fettsäuren nicht die in die Mitochondrien gelangen und nicht in Energie umgewandelt werden (z. B. Palmitinsäure, die 50 % der Nahrungsfette ausmacht)*
- *L-Carnitin kann die Fettverbrennung um 10–13 % steigern*
- *L-Carnitin stimuliert die Verbrennung der kurz-/mittelkettigen Fettsäuren (CoA)*
- *L-Carnitin ist notwendig für die Zufuhr und Produktion von Energie*
- *L-Carnitin entgiftet Zellen/Mitochondrien und optimiert den Zellstoffwechsel*
- *L-Carnitin schützt die Zellmembranen vor der Zerstörung durch Säuren*
- *L-Carnitin speichert Acetyl-/Acylreste als schnell verfügbare Energie*
  - ➤ *verkürzte Erholungsphase, gesteigerte Proteinsynthese*
  - ➤ *als Lieferant von Acetat für Synthesen z. B. für Acetylcholin aus Cholin*
- *L-Carnitin verbessert den Ablauf aller Stoffwechselprozesse, an denen CoA beteiligt ist, so auch den Glucose- und den Proteinstoffwechsel*

1 g täglich sind für diese Zwecke nach Auskunft von Ernährungsspezialisten eine angemessene Dosis. Ebenso wie beim Fasten führen zusätzliche L-Carnitin-Gaben auch tendenziell zu einer Erhaltung der Muskulatur bei gleichzeitiger Verbesserung des Zellstoffwechsels und einem bis zu zehn Prozent verstärkten Abbau der Fettreserven. Auch der Schutz vor dem Stoffwechselgift Ammoniak ist ein wichtiger Zusatznutzen.

Wer weniger Fleisch ißt, muß verstärkt L-Carnitin zu sich nehmen

Übrigens: L-Carnitin verringert das Absinken des Blutzuckerspiegels – und damit das nervige Hungergefühl. Und wer weniger Hungergefühle hat, steht die Diät besser durch.

L-Carnitin verringert das Hungergefühl

L-Carnitin und aerobes Training: Super-Doppelpack für Figurbewußte

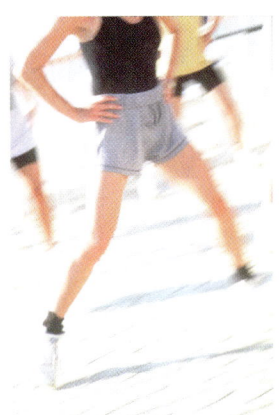

Aerobic – der ideale Begleiter von L-Carnitin bei einer Schlankheitskur

Anaerobes Training führt zu Muskelkater und belastet den Stoffwechsel

Aerobes Training vertieft die Atmung und fördert die Durchblutung

Optimal kann L-Carnitin die Schlankheitskur unterstützen, wenn gleichzeitig ein sogenanntes aerobes Trainingsprogramm regelmäßig absolviert wird: Bei dem aeroben Training werden Leistungen über mindestens 30 Minuten erbracht, die so leicht sind, daß bei einer Unterbrechung nicht mehr „nachgeatmet" werden muß.

Jeder kennt es ja: Da wird ein großes Gewicht, vielleicht beim Möbelräumen gehoben, und wenn es abgesetzt ist, muß man noch einige Zeit tief und schnell atmen. Warum? Der Körper mußte mehr Energie für die Anstrengung mobilisieren, als mit dem verfügbaren Sauerstoffangebot machbar war. Also besteht die Notwendigkeit, hinterher den Zellen schnell wieder den Sauerstoff zuzuführen. So etwas nennt sich anaerobes Training. Denn wenn derartige Anstrengungen längerfristig absolviert werden, muß der Organismus gänzlich andere, von der direkten Sauerstoffzufuhr unabhängige Wege gehen. Dies ist aber nicht sehr gesund. Unter anderem wird dann Milchsäure produziert, die zu Muskelkater und erhöhtem Verschleiß der Gewebe führen kann. Von den unangenehmen Schmerzen mal ganz zu schweigen. Der Körper muß die Milchsäure anschließend mit hohem Energieaufwand abbauen.

Ganz anders verhält es sich beim aeroben Training. Hier wird der Organismus durch eine gleichmäßige, langfristige Anstrengung, die aber weit unter der Höchstleistungsgrenze liegt, zu einer vertieften Atmung und verbesserten Durchblutung angeregt. In diesem Leistungsbereich wird übrigens auch viel besser Fett abgebaut, als bei einem Trainingsprogramm, das den Übenden kaputt und keuchend als Kandidaten für späteren Muskelkater zurückläßt.

Kommt jetzt noch L-Carnitin als Nahrungsergänzung dazu, werden außerdem wesentlich größere Mengen an Fett – bis zu zehn Prozent mehr – verbrannt. Aerobes Training wirkt, regelmäßig praktiziert, wie eine Sauerstoffkur. Der große deutsche Arzt Dr. Ernst van Aaken hat diese Art von Körperübungen als sehr wirksame unterstützende Therapie bei vielen chronischen

Erkrankungen wie Krebs und Multipler Sklerose mit großen Erfolgen eingesetzt.

Übrigens: In den USA werden seit Mitte der 80er Jahre Schlankheitskuren in speziellen Kliniken mit Megadosen L-Carnitin unterstützt. Zwischen 2 und 6 g der Substanz werden täglich in vielen kleinen Portionen gegeben, um das Abnehmen durch Reduktionsdiät und ein ausgewogenes Körperübungsprogramm effektiver, gesunder und streßfreier zu machen. Nach den mir vorliegenden Berichten sind die Erfolge insgesamt beeindruckend.

Um es aber noch einmal ganz klarzustellen: L-Carnitin für sich ist kein Schlankheitsmittel. Es hilft aber dabei, besser abzunehmen und dabei fit zu bleiben, wenn die Ernährung entsprechend gestaltet und ein Fitneßprogramm absolviert wird.

Fazit: Mit Hilfe von L-Carnitin läßt sich effektiv, gesund und streßfrei abnehmen

Zwei Lesetips zum Thema: „Alternativ-Medizin durch Ausdauer", Dr. med. Ernst van Aaken, Verlag Mehr Wissen, Düsseldorf; ISBN 4 3-88686-008-6. „Programmiert für 100 Lebensjahre", Dr. med. van Aaken, Pohl-Verlag; ISBN 3-7911-0031-9. Über die Fernleihe können sie in jeder öffentlichen Bibliothek bestellt werden

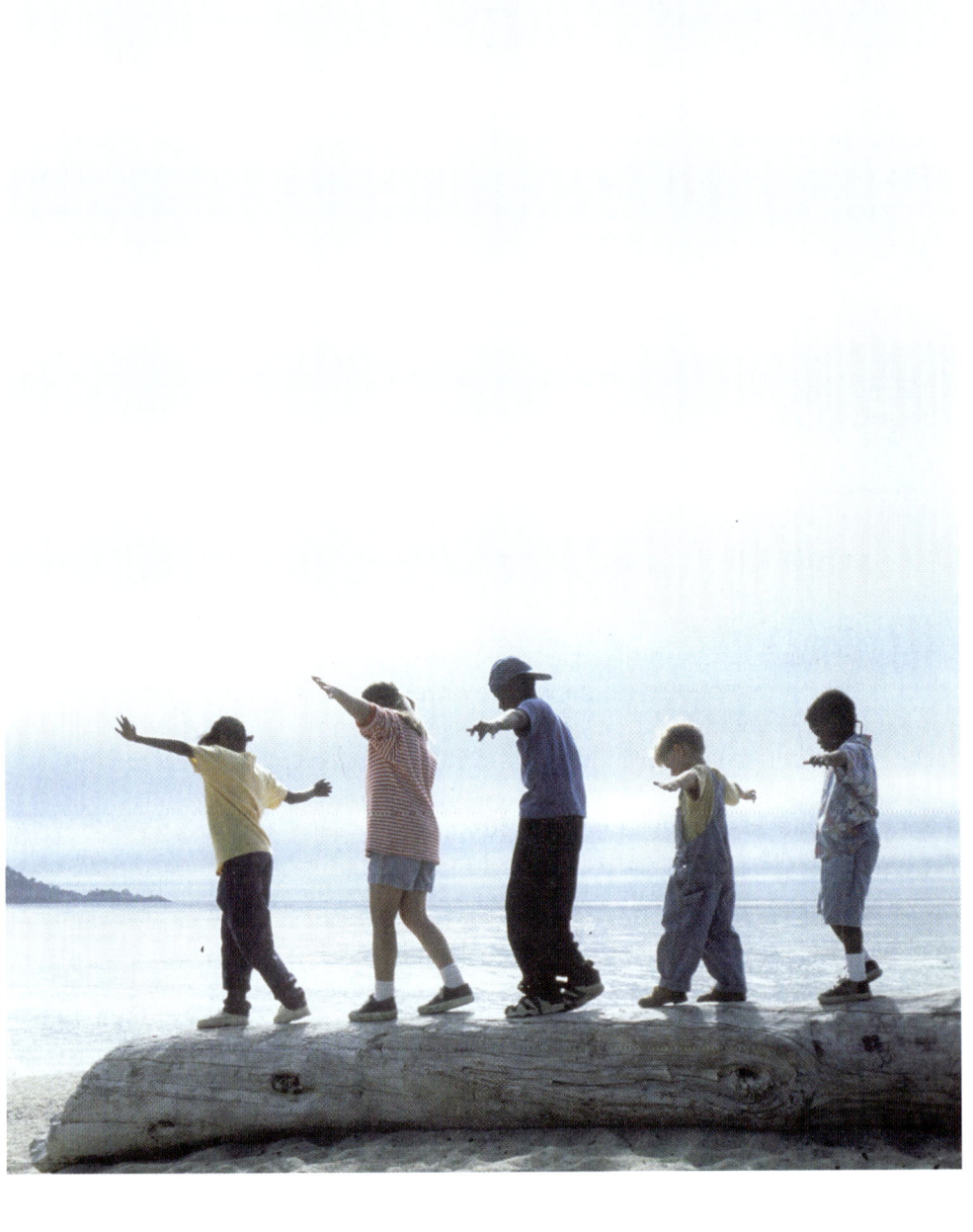

Kapitel 3

Kinder und L-Carnitin: ein „essentielles" Thema

Gerade Kinder brauchen die Zufuhr von L-Carnitin über die Nahrung, denn ihr Stoffwechsel verfügt über noch wesentlich geringere Möglichkeiten zur Herstellung dieser Substanz als der des Erwachsenen. Nur etwa zwölf Prozent der Menge von L-Carnitin, die im ausgewachsenen menschlichen Körper maximal synthetisiert werden kann, läßt sich im kindlichen Organismus herstellen. Das bedeutet: Gerade etwas mehr als ein Prozent des Gesamtbedarfs! Bei Infektionserkrankungen wie Grippe, Erkältung oder den diversen Kinderkrankheiten oder auch bei überdurchschnittlicher körperlicher Belastung, wie etwa dem regelmäßigen Training im Fußballverein oder intensiven Herumtollen, steigt der L-Carnitin-Bedarf des Stoffwechsels mitunter drastisch, und die Zufuhr von L-Carnitin über die Nahrung wird noch wichtiger.

Durch die geringe körpereigene Produktion von L-Carnitin benötigen vor allem aktive Kinder eine Extra-Zufuhr dieser wichtigen Substanz

Im Falle von Milchallergien oder entsprechenden Überempfindlichkeiten ist L-Carnitin als Nahrungsergänzung für kleine Kinder ein „Muß" nach Meinung führender Ernährungsspezialisten. Denn in pflanzlichem Milchersatz ist von Natur aus praktisch kein L-Carnitin enthalten – es sei denn, der Hersteller hat sich schlau gemacht und extra für Kleinkinder essentielle Vitalstoffe zugesetzt. Ohne L-Carnitin werden wichtige Funktionen im Organismus behindert. Es kann zu verstärkter Erkrankungsneigung, zur Minderung der Vitalität und sogar zu Wachstumsstörungen kommen, wie verschiedene Studien zeigen.

Steigerung der Fruchtbarkeit

Viele Paare wünschen sich von ganzem Herzen Kinder. Doch ihre Sehnsucht bleibt leider unerfüllt. In vielen Fällen kann L-Carnitin hier helfen und das Familienglück doch noch perfekt werden lassen. Denn der männliche Samen kann durch Zufuhr von L-Carnitin als Nahrungsergänzung deutlich vitaler werden. Die Beweglichkeit der Spermien wird dadurch ebenso gesteigert wie die Fruchtbarkeit an sich und die Anzahl der Samenzellen, denn die vitaminähnliche Substanz hilft den Spermien, Energie zu produzieren.

Warum?

L-Carnitin verschafft dem Körper Kraft und fördert die Produktion von gesunden Samenzellen. Fehlt es, reduziert der Stoffwechsel nicht unbedingt lebensnotwendige Funktionen, wie zum Beispiel die Produktion fruchtbaren Samens, um die zum aktuellen Überleben wichtigsten Abläufe so gut es geht aufrechterhalten zu können. Eine an sich kluge Vorsichtsmaßnahme der Natur. L-Carnitin fördert, kurmäßig angewandt, die Vitalität umfassend. Und als natürliche Konsequenz steigert der Organismus daraufhin die Zeugungsfähigkeit und lenkt mehr Kraft in die Erhöhung der Fruchtbarkeit.

Schwangerschaft

Bedingt durch die Mobilisierung von Reserven für das Wachstum des Embryos verringern sich die L-Carnitin-Reserven der Mutter. Die Ursache ist nicht nur im höheren Bedarf begründet, sondern auch in dem häufig vorkommenden Eisenmangel, der die L-Carnitin-Produktion im Stoffwechsel einschränkt. Geringere physische und psychische Belastbarkeit, psychische Verstimmungen und erhöhte Neigung zu Infekten können Folgen sein. Wird L-Carnitin als Nahrungsergänzung eingesetzt, lassen sich diese unangenehmen Begleitumstände wesentlich bessern.

Da L-Carnitin ja, wie schon ausführlich besprochen, kräftigt und auf natürliche Weise zusätzliche Energiereserven bereitstellt, ist auch die Geburt besser zu verkraften und die Erholung danach geht schneller vonstatten.

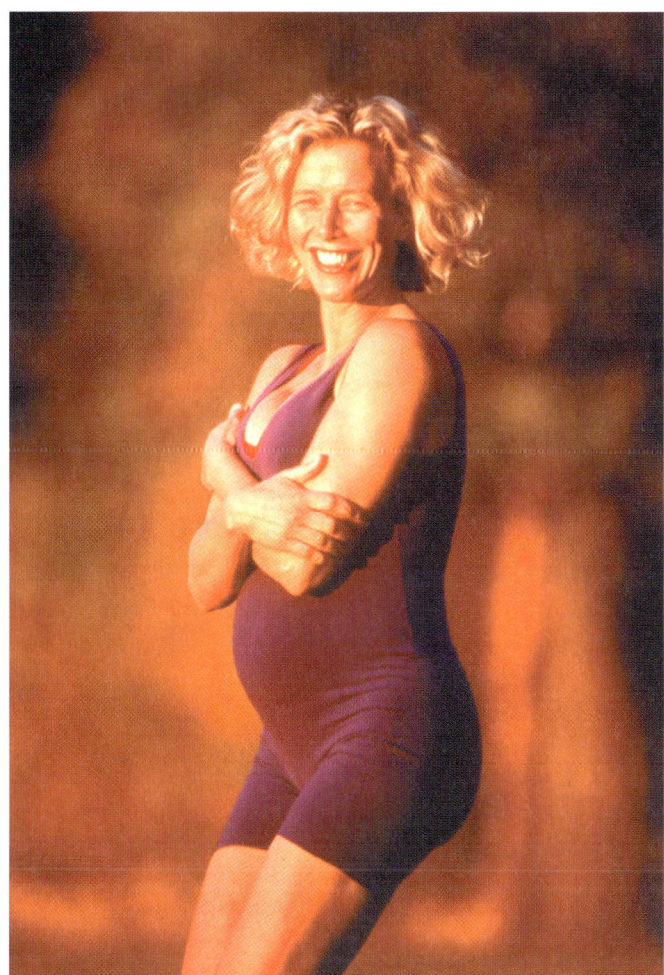

Mit L-Carnitin stehen Ihnen während der Schwangerschaft zusätzliche Energiereserven zur Verfügung

Besonders sinnvoll ist L-Carnitin als Nahrungsergänzung für werdende Mütter mit Mehrlings- oder Risikoschwangerschaften.

Vegetarisch lebende Schwangere sollten wegen der praktisch fehlenden Zufuhr von L-Carnitin über die Ernährung diese vitaminähnliche Substanz nach Meinung einiger Ernährungsspezialisten unbedingt zusätzlich als Nahrungsergänzung einnehmen.

Die Geburt wird besser verkraftet, und die Mutter erholt sich schneller

37

Frühgeburten

Ausreichend L-Carnitin stärkt Herz- und Lungenfunktion und hilft so auch „Frühchen", besser mit dem vorzeitigen Eintreffen in dieser Welt klarzukommen. Entsprechende Studien belegen eindeutig die viel besseren Überlebenschancen von Frühgeborenen bei angemessenen L-Carnitin-Gaben. Außerdem fördert ein angemessener L-Carnitin-Spiegel die Lungenreifung des Fötus.

Plötzlicher Kindstod

Die Stärkung der vitalen Lebensfunktionen können ein Schutz vor dem Plötzlichen Kindstod sein

Wohl kaum ein Elternpaar wird nicht von dem Alptraum verfolgt, daß ihr geliebtes Kind ein Opfer des Plötzlichen Kindstodes werden könnte. Es gibt Hinweise, daß L-Carnitin, bereits während der Schwangerschaft eingenommen, durch seine vitalisierende und die Lungen- und Kreislauffunktionen des Kindes stärkende Wirkung ein Schutz vor dieser furchtbaren Gefahr sein kann.

Stillzeit

Die Muttermilch bleibt länger gehaltvoll, und der Säugling entwickelt schneller starke Lungen- und Herzfunktionen

Daß ein gestilltes Kind sich nicht nur wohl fühlt, sondern auch eine robustere Gesundheit mit ins Leben bekommt, ist allgemein bekannt. Für die Mutter ist es zwar eine schöne, aber auch eine anstrengende Zeit, die viele ihrer Kräfte aufzehrt. Neben gesunder Ernährung und zusätzlichen Gaben von Vitaminen, Mineralstoffen und Spurenelementen kann L-Carnitin der Stillenden die Energiereserven zuführen, die ihr helfen, die natürliche Nähe zu ihrem Kind in vitalem Zustand genießen zu können. Es ist außerdem eine Tatsache, daß, bei entsprechender Versorgung der stillenden Mutter mit Nahrungsergänzungen, die Milch viel länger gehaltvoll ist und dem Kind damit natürlich auch eine viel bessere Versorgung mit Nährstoffen bietet. Ist andererseits der L-Carnitin-Spiegel bei der Mutter zu gering, wird sie weniger Milch haben.

Ausreichend L-Carnitin in der Milch hilft dem Säugling auch bei einer schnellen Entwicklung starker Lungen- und Herzfunktionen.

Übrigens: Wenn eine stillende Mutter sich für fleischfreie Ernährung während der Stillzeit entscheidet, und falls Säuglinge vegetarisch ernährt werden, muß unbedingt L-Carnitin als Nahrungsergänzung eingenommen werden, da es sonst zu Mangelzuständen und entsprechenden Erkrankungen kommt.

Schulzeit

Merk- und Konzentrationsfähigkeit, Redegewandtheit sowie die geistige Belastbarkeit kann durch L-Carnitin verbessert werden. Kinder, die Mühe haben, sich auf die in den letzten Jahren enorm gestiegenen Belastungen des Schulsystems einzustellen, können durch diese Nahrungsergänzung „Aufwind" für ihre Noten bekommen. Natürlich wird das Lernen dadurch nicht ersetzt. Aber es macht schon einen gewaltigen Unterschied, wenn der Verstand wach und klar ist und das Lernen Lust anstatt Frust ist.

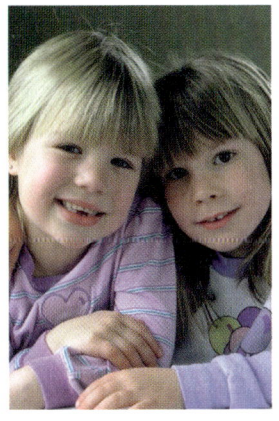

Die Belastungen durch Schulstreß werden gemindert

Wachstumsstörungen

In der Schweiz und in Italien werden ärztlicherseits Kindern mit Wachstumsstörungen bis zu 5 g L-Carnitin pro Tag als gut verträgliche, effektive Therapie gegeben.

Da Kinder selbst kein L-Carnitin im Körper herstellen können, sind sie vollständig auf die Zufuhr dieser lebenswichtigen Substanz über die Nahrung angewiesen. Wenn durch einseitige Ernährung keine ausreichenden Mengen an L-Carnitin bereitgestellt werden, können manche Stoffwechselfunktionen nicht mehr aufrechterhalten werden und das normale Wachstum wird beeinträchtigt. Beispielsweise ist eine Energiegewinnung durch Verbrennung von Fetten ohne L-Carnitin nicht möglich, und dementsprechend wird nun Kraft für die Körperfunktionen aus der Verbrennung von Eiweißen und Kohlenhydraten gewonnen.

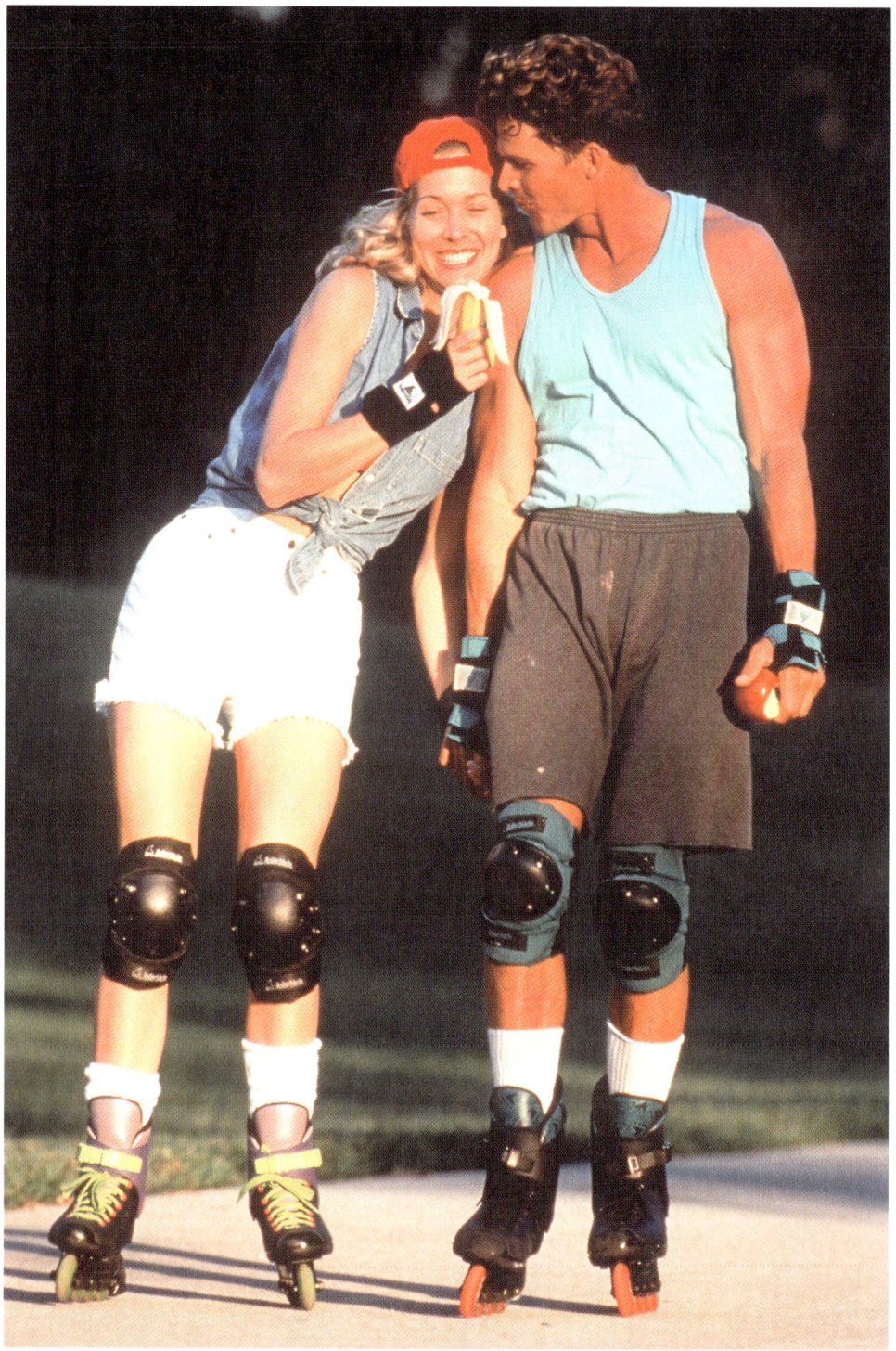

Kapitel 4

L-Carnitin macht müde Sportler munter

Wer ein wenig Erfahrung mit Freizeitsport hat, kennt das sicher: Man trainiert, um so richtig fit und vielleicht auch noch ein kleines bißchen ranker und schlanker für die sommerliche Badesaison zu werden: Doch dann heißt es erst einmal: viele Tage Muskelkater ertragen. Das Gefühl von Vitalität und Spannkraft stellt sich so schnell durch das Training auch nicht ein. Im Gegenteil: am Tag nach den Übungsstunden ist bei den meisten erst einmal eher ein Durchhänger angesagt. Und wenn das Training vorbei ist, stellt sich leicht Heißhunger ein. Da muß schon eine große Menge Willenskraft, Idealismus und Hingabe an die „Selbstquälerei" mobilisiert werden, wenn aus dem „Schnuppertraining" eine regelmäßige Veranstaltungsreihe werden soll.

Wer auf einfachere und wesentlich angenehmere Weise zum Trainingserfolg kommen möchte, sollte mit L-Carnitin experimentieren. Bereits seit den 80er Jahren wird es von Spitzensportlern so ziemlich aller Bereiche mit großen Erfolgen eingesetzt. Übrigens: Obwohl L-Carnitin als Nahrungsergänzung die sportliche Leistungsfähigkeit zu steigern vermag, steht es nicht auf der Liste der Dopingmittel. Immerhin ist es ein im menschlichen Körper natürlich vorkommender Stoff, der zusätzlich auch noch gut für die Gesundheit ist.

Die auf das sportliche Training bezogenen Wirkungen des L-Carnitins sprechen für sich ...

➤ Drastische Reduzierung des **Muskelkaters**.
➤ Das durch intensive körperliche Belastung im Stoffwechsel entstehende **Gift Ammoniak** wird durch L-Carnitin zum einen in seiner schädlichen Wirkung auf die Zellen abgefangen, zum anderen verringert L-Carnitin seine Entstehung, und es verbessert die Entgiftung des Ammoniaks.

Vergleiche dazu auch Kapitel 2

Beim „normalen" Training ohne L-Carnitin muß eine Menge Willenskraft und Idealismus mobilisiert werden

Obwohl L-Carnitin als Nahrungsergänzung die sportliche Leistungsfähigkeit zu steigern vermag, steht es nicht auf der Liste der Dopingmittel

Vergleiche dazu auch den Anhang „Das Geheimnis des Erfolges". Ein Interview mit der Halterin des Gesamtweltrekords im 5fach-Triathlon, Astrid Benöhr

Effekte von L-Carnitin im Sport (I)

- Erhöhung der Fettsäureoxidation, Reduktion der Glycolyse
  - ➤ Glycogendepots in Leber und Muskulatur werden geschont
  - ➤ erhöht die Endspurtkapazität bei Ausdauerbelastungen
  - ➤ reduziert das Hungerfühl bei Fastentraining und nach Belastung
- Erhöhung der Ausdauerleistung, Verzögerung der Gluconeogenese
- Verhinderung von Leistungseinbrüchen nach 70–90 Min.
- Verkürzung der Regenerationszeit
- L-Carnitin verbessert die Leistung des Herzens und reduziert den Streß
  - ➤ Reduktion der Herzfrequenz unter Belastung
  - ➤ das Herz erbringt die gleiche Leistung mit weniger Schlägen
  - ➤ Reduktion der Herzhypertrophie und des metabolischen Stresses
  - ➤ L-Carnitin reduziert die Ausschüttung von Streßenzymen

➤ Kurzfristige Erhöhung der **Muskelleistung** um bis zu etwa einem Drittel gerade bei wenig Austrainierten.

➤ Wesentlich geringere Verletzungsneigung (bei regelmäßiger Einnahme).

➤ **Stabilisierung der Psyche** auch bei hohen Belastungen und wechselnden Streßsituationen.

➤ Deutlich verkürzte Erholungszeit nach einer intensiven körperlichen **Belastungsphase.**

➤ Insgesamt höhere **Leistungsbereitschaft.**

➤ Verringerung der Anfälligkeit gegen Infektionen, gerade bei langfristig angelegtem **Intensivtraining.**

➤ Erhöhung der **Ausdauer- und Endspurtleistung.** Verhinderung von Leistungseinbrüchen nach 70 bis 90 Minuten bei angemessener Einnahme von L-Carnitin.

➤ **Verringerte Herzfrequenz** (niedrigerer Puls) bei körperlicher Belastung, d. h. das Herz schafft die gleiche Leistung mit weniger Schlägen.

➤ Die Ausschüttung von Streßenzymen wird verringert.

➤ Der bei Ausdauersport beträchtliche L-Carnitin-Verlust wird ausgeglichen. Ein Läufer verliert über die Marathondistanz bis zu 2 g L-Carnitin!

➤ Der **Trainingseffekt** auf die Muskulatur fällt wesentlich stärker aus. Die Muskeln bekommen nicht nur

Jeder Sportler sollte L-Carnitin in seinen Trainingsplan aufnehmen

- L-Carnitin reduziert frühzeitige Ermüdung und mentale Erschöpfung
  - ➤ reduziert die Entstehung und Wirkung des Ammoniaks
  - ➤ kann zu euphorischen Zuständen führen, Endorphine wirken besser
  - ➤ L-Carnitin und Acetyl-Carnitin haben positive Effekte auf Gehirn/Nerven
  - ➤ stärkt die Konzentration, erhöht die mentale Leistung
- L-Carnitin erhöht die Muskelkraft, das Muskelwachstum und die Muskelumbildung
  - ➤ geringeres Risiko einer mechanischen Überlastung
  - ➤ erhöhter Schutz vor Muskelkater, Muskelfaserrissen etc.
  - ➤ Typ-1-Fasern werden verstärkt gebildet (arbeiten ausschließlich aerob)
- Aminosäurepools (vor allem BCAAs) werden geschont
  - ➤ es entsteht weniger Ammoniak und Harnstoff
  - ➤ nach dem Training oder Wettkampf stehen mehr Aminosäuren zur Proteinsynthese und zum Muskelaufbau zur Verfügung
  - ➤ verstärkt Anabolismus, reduziert Katabolismus, besserer Trainingseffekt

mehr Kraft als ohne L-Carnitin, sie wachsen auch besser und bilden sich leichter um (Definition der Muskulatur).

➤ **Durchblutung** und **Atmung** sowie die Sauerstoffversorgung des Gewebes werden deutlich verbessert.

➤ Die **Lebensdauer** und die Anzahl der roten Blutkörperchen wächst.

➤ Die **Beindurchblutung** kann um mehr als acht Prozent gesteigert werden.

➤ **Effektivere Energieausbeute** bei der Glucoseverwertung. Wichtig für alle kurzfristigen, hohen Belastungen, wie zum Beispiel dem Sprint der Leichtathleten.

➤ Erhöhung der maximalen **Sauerstoffaufnahmekapazität** um bis zu sechs Prozent. Dieser Wert wurde durchschnittlich in einem Versuch des italienischen Sportmediziners *Marconi* erzielt, der seine Versuchspersonen während einer Zeit von zwei Wochen täglich 4 g L-Carnitin einnehmen ließ.

Versuche belegen die Wirksamkeit von L-Carnitin

➤ Reduzierung von Seitenstechen durch Verbesserung der **Zwerchfellfunktion.**

➤ Abpuffern von schädlichen Säuren im **Stoffwechsel**, die häufig durch eine eiweiß- und zuckerreiche Ernährung vermehrt gebildet werden.

Die Produktion der beim Training zerstörten roten Blutkörperchen wird angeregt

➤ Die **Produktion von roten Blutkörperchen** wird angeregt; dies ist wichtig, weil durch intensive mechanische Belastung beim Training und bei Wettkämpfen verstärkt rote Blutkörperchen zerstört werden. Sportler leiden deshalb häufig unter Vitamin-B_{12}-, -B_6- und Eisenmangel und verfügen daher nur über eine eingeschränkte körpereigene L-Carnitin-Synthese.

„Das hört sich einfach zu gut an!", wird sich jetzt sicher so mancher denken. Aber alles läßt sich durch entsprechende Studien und Erfahrungsberichte belegen. Alles ist erklärbar und absolut nicht im Nebel des Mystischen verborgen.

Wie setzen Sie L-Carnitin im Sport am besten ein?

➤ Das Fenster der maximalen Leistungssteigerung durch L-Carnitin liegt zwischen zwei und sechs Stunden nach der Einnahme. Also spätestens zwei Stunden vor dem Trainingsbeginn oder dem Wettkampf L-Carnitin einnehmen.

➤ Da L-Carnitin schlecht im Verdauungstrakt aufgenommen wird, wenn es zusammen mit großen Mengen an Aminosäuren auftritt, sollten parallel keine Proteindrinks genossen werden.

➤ Die regelmäßige Anwendung von L-Carnitin bringt wesentlich mehr als die einmalige Einnahme vor dem Training, da die L-Carnitin-Reserve nur bei längerfristiger Gabe aufgebaut und der Trainingseffekt so optimal ausgenutzt wird.

➤ Dünndarmlösliche L-Carnitin-Kapseln sind die am besten geeignete Darreichungsart.

➤ Bis zu 1 g L-Carnitin täglich zusätzlich gilt in Deutschland rechtlich als Nahrungsergänzung. Wer mit größeren Dosen experimentieren möchte, sollte sich von einem in Ernährungsfragen des Sportlers bewanderten Mediziner vor Beginn der Anwendung beraten lassen.

Für die optimale Wirksamkeit müssen ein paar Regeln beachtet werden

Übrigens: Während der Fußballweltmeisterschaft in Spanien im Jahre 1982 nahm jedes Mitglied der italienischen Mannschaft während der sechs Wochen dauernden Veranstaltung L-Carnitin ein. Die Mannschaften der anderen Nationen bezogen diese Nahrungsergänzung noch nicht in ihr Ernährungsprogramm ein. Die Italiener verzeichneten von allen Mannschaften nicht nur die geringste Rate an Verletzungen bei ihren Spielern, sie hatten im Schnitt auch die beste körperliche Fitneß vorzuweisen – und wurden Weltmeister.

Interessant ist die Kombination von L-Carnitin mit Nahrungsergänzungen wie Selen, Q 10, Magnesium, Vitamin C, Vitamin B-Komplex und Vitamin E!

Fußballweltmeister dank L-Carnitin?!

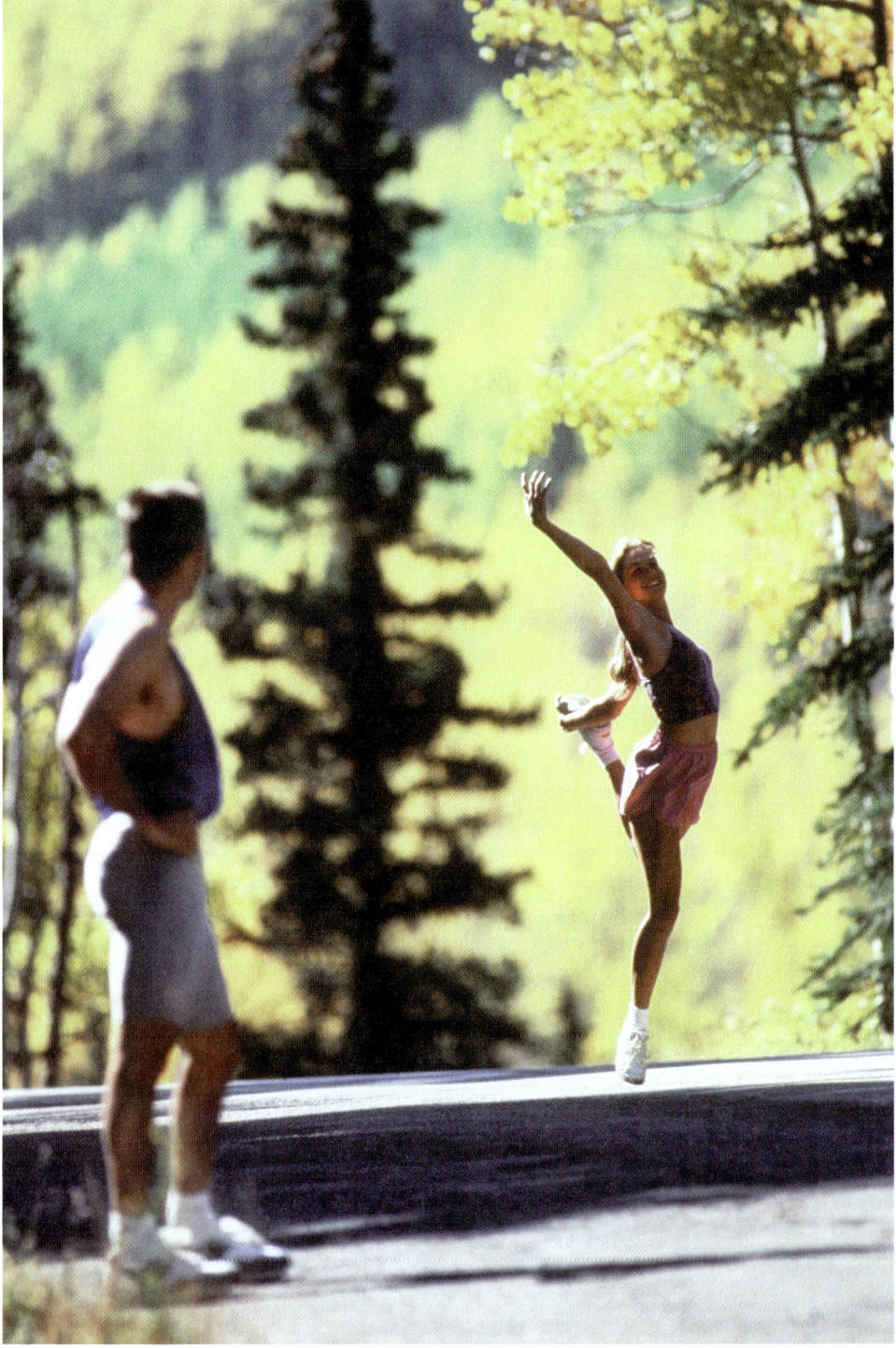

Kapitel 5

Jungbrunnen L-Carnitin

Die Bevölkerung der westlichen Industrienationen lebt immer länger. Trotz ständig verbesserter medizinischer Versorgung heißt dies trotzdem nicht, daß für jeden das Alter auch lebenswert ist. Im Gegenteil sind viele chronische und Verschleißerkrankungen im Vormarsch und vergällen so manchem den wohlverdienten goldenen Lebensabend. Meiner Ansicht nach ist es nicht natürlich, im Alter immer kränker zu werden, bis der Tod den schon lange Dahinsiechenden endlich erlöst. Führende Vertreter der modernen Geriatrie (Altersheilkunde) sind der Ansicht, daß es zur Zeit weniger wichtig ist, intensiv an medizinischen Methoden der zusätzlichen Lebensverlängerung zu arbeiten. Statt dessen sollten sich die Bemühungen auf die Anhebung der grundsätzlichen Gesundheit und Vitalität im Alter – und damit der Lebensqualität – konzentrieren.

Erreichen Sie ein hohes Alter – gesund, vital und mit maximaler Lebensqualität

Regeneration

Der Tausendsassa L-Carnitin ist auch hier in der Lage, seinen Beitrag zu leisten. Der vitaminähnliche Stoff kann ja zum Beispiel den Alterungsprozeß der Zellen verlangsamen und geschädigte Strukturen zum Teil sogar wiederherstellen. So kann eine umfassende Revitalisierung mit einer L-Carnitin-Kur unterstützt werden. Da sich die angesprochenen Wirkungen des L-Carnitins auch besonders auf Nervenzellen richten, kann vielen altersbedingten Erkrankungen des Nervensystems vorgebeugt, beziehungsweise wirkungsvoll Paroli geboten werden. Besonders erwähnenswert erscheinen mir in diesem Zusammenhang die ausgezeichneten Resultate der klinischen Versuche bezüglich der Eignung von L-Carnitin zur Behandlung von Symptomen der Alzheimer-Erkrankung sowie einer Verlangsamung des Fortschritts dieses schrecklichen Leidens.

Vorbeugung bei altersbedingten Erkrankungen des Nervensystems

Körperlich fit im Alter

Die Körperkraft und die allgemeine körperliche Belastbarkeit lassen sich mit Hilfe von L-Carnitin nicht nur stabilisieren, sondern sogar wieder steigern; besonders im Zusammenhang mit einem fachgerecht für das entsprechende Alter und den Zustand des einzelnen zusammengestellten Trainings- und Ernährungsprogramm. Neben Fachärzten für Geriatrie und manchen Sportärzten bieten heutzutage auch viele Sportstudios mit ihren gut geschulten Mitarbeitern derartige Hilfen zur Selbsthilfe an. Da L-Carnitin die unangenehmen Begleiterscheinungen des Trainings wirksam reduziert und die Belastbarkeit von Herz und Lungen stärkt, erscheint es vielen Fachleuten als geradezu ideal für die Unterstützung eines Fitneßprogramms für die ältere Generation. Zwischen dem 40sten und 80sten Lebensjahr gehen altersbedingt bis zu 40 % der Muskelmasse verloren. Das Körpergewicht kann zwar stabil bleiben, wenn auf die Ernährung und angemessene Bewegung geachtet wird, aber durch eine verringerte Fähigkeit des Stoffwechsels zur Fettverbrennung wird mehr Fett eingelagert. Dies begünstigt nicht nur Erkrankungen wie Herzverfettung, Leberverfettung, Arteriosklerose, Schlaganfall und Muskelschwäche, sondern ist auch die Ursache eines erhöhten L-Carnitin-Bedarfs im Alter.

Die unangenehmen Begleiterscheinungen des Trainings werden wirksam reduziert

Außerdem ist zu beachten, daß die körpereigene L-Carnitin-Produktion im Alter deutlich zurückgeht. Untersuchungen haben gezeigt, daß ungefähr 20 bis 30 % der über 60jährigen beiderlei Geschlechts einen L-Carnitin-Mangel im Blut aufweisen.

Geistig wach und rege auch als Pensionär

Viele ältere Mitbürger haben mehr Angst davor, im Kopf nicht mehr klar zu sein, als an einem körperlichen Leiden zu erkranken. L-Carnitin bietet mit seinen diesbezüglichen Wirkungen eine gut verträgliche, sehr risikoarme Möglichkeit der Vorsorge, denn es för-

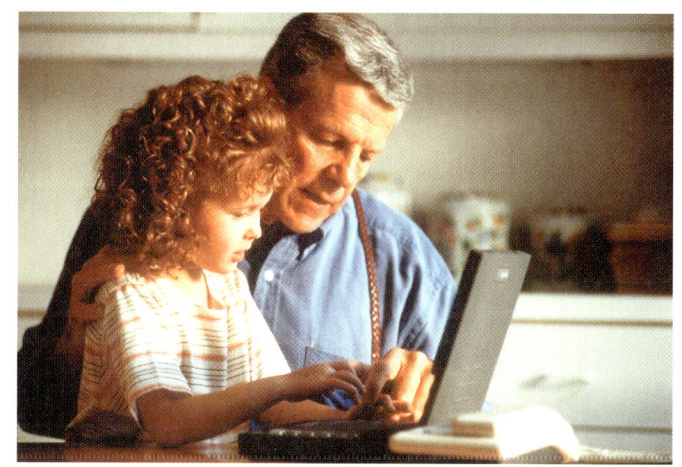

Bleiben Sie auch im Alter körperlich und geistig fit und gesund

dert ja die geistigen Funktionen im allgemeinen sowie die Redegewandtheit, die Merk- und Konzentrationsfähigkeit im besonderen. Außerdem: Wer vital ist, kann auch in jeder Hinsicht aktiver am Leben teilnehmen. Und dies trägt in nicht zu unterschätzendem Maße zur Erhaltung der geistigen Leistungskraft und Beweglichkeit bei. Nicht von ungefähr heißt es: „Wer rastet, der rostet!"

L-Carnitin erhält die geistige Leistungskraft ...

So schlagen sie Alterskrankheiten ein Schnippchen

Es ist eine allseits bekannte Tatsache, daß im Alter häufig auftretende Leiden wie beispielsweise Schlaganfall, Herzinfarkt, Herzschwäche, Arteriosklerose oder Diabetes nicht „von jetzt auf gleich" entstehen, sondern teilweise ihre Wurzel mehr als ein Jahrzehnt zuvor haben. Wer also rechtzeitig etwas tut, um vorzubeugen, hat später eine wesentlich bessere Chance, sich den Spaß am Pensionärsdasein nicht von solchen Schreckgespenstern verderben zu lassen. Da L Carnitin den Stoffwechsel auf breiter Basis normalisiert und stabilisiert, eignet es sich wie kaum ein anderer bioaktiver Stoff zur Prävention einer Vielzahl von Alterskrankheiten. Ist schon frühzeitig ein solches Leiden aufgetreten, kann L-Carnitin dessen Ausbreitung oft eindämmen. Diabetes, eine der häufigsten im Alter auftretenden

... und beugt einer Vielzahl von Alterskrankheiten vor

Stoffwechselerkrankungen, wird zum Beispiel durch zusätzliche L-Carnitin-Einnahme in den vielen Symptomen wesentlich beherrschbarer.

L-Carnitin senkt den Triglycerid-Spiegel im Blut

Die Anlagerung von Cholesterin in den Blutgefäßen wird ebenfalls von L-Carnitin vermindert, weil es den Triglycerid-Spiegel im Blut senkt sowie den Fettstoffwechsel verbessert. Und in dem wird ja Cholesterin verringert.

Anwendungsgebiete von L-Carnitin

Adrenale Insuffizienz
AIDS
Alkoholismus
Alzheimer
Angina Pectoris
Atherosklerose
Ausdauersport
Azidurien
Bindegewebs-
   erkrankungen
Blutanämien
Carnitin-Mangeldiät
Chemotherapie
Chronische
   Muskelmyopathien
Chronische
   Nierenerkrankungen
Chronisches
   Müdigkeitssyndrom (CFS)
Claudicatio intermittens
Demenz
Diabetes mellitus
Dialyse
Diäten
Diphterie
Distale ulcerative Colitis
Dystrophie Duchenne
Epilepsie
Fitneßtraining
Fruchtbarkeitsstörungen
Herzinfarkt
Herzerkrankungen
Herzinsuffizienz
Hyperammonie
Hyperthyreose
Hypertriglyceridämien

Hypopituitarismus
im Alter (Geriatrie)
Immunschwächen
Kraftsport
künstliche Ernährung
Kwashiokor
Lebererkrankungen
Leistungssport
Morbus Bechterew, Krebs
Myocarditis
Myxödeme
Operationen
Ovolactovegetarier
periphere
   Durchblutungsstörungen
Pivampicillintherapie
Postpolio
renales Fanconi-Syndrom
Reye-Syndrom
Rhythmusstörungen
Schlaganfall
Schock
Schwangerschaft
Sepsis
Sklerodermie
Spermien
Stillzeit und Wachstum
Streß
Tuberkulose
Übergewicht
Valproinsäuretherapie
Veganer
Vegetarismus
Vermeidung von tierischen
   Lebensmitteln
Zirrhose

Viele Ernährungsexperten empfehlen, zur Prävention von Altersleiden mit täglichen Dosen von mindestens 1 g, verteilt auf zwei bis vier Einzelgaben in einem Zeitraum von morgens, gleich nach dem Aufstehen, bis zum frühen Nachmittag, etwa 14:00 Uhr, zu arbeiten. Die gut verträglichen, dünndarmlöslichen Kapseln eignen sich hierfür besonders. Wenn in speziellen Fällen die Gabe von höheren Dosen angezeigt erscheint, sollte ein entsprechend geschulter Mediziner konsultiert werden.

Die gut verträglichen, dünndarmlöslichen Kapseln eignen sich besonders für eine kontrollierte Einnahme

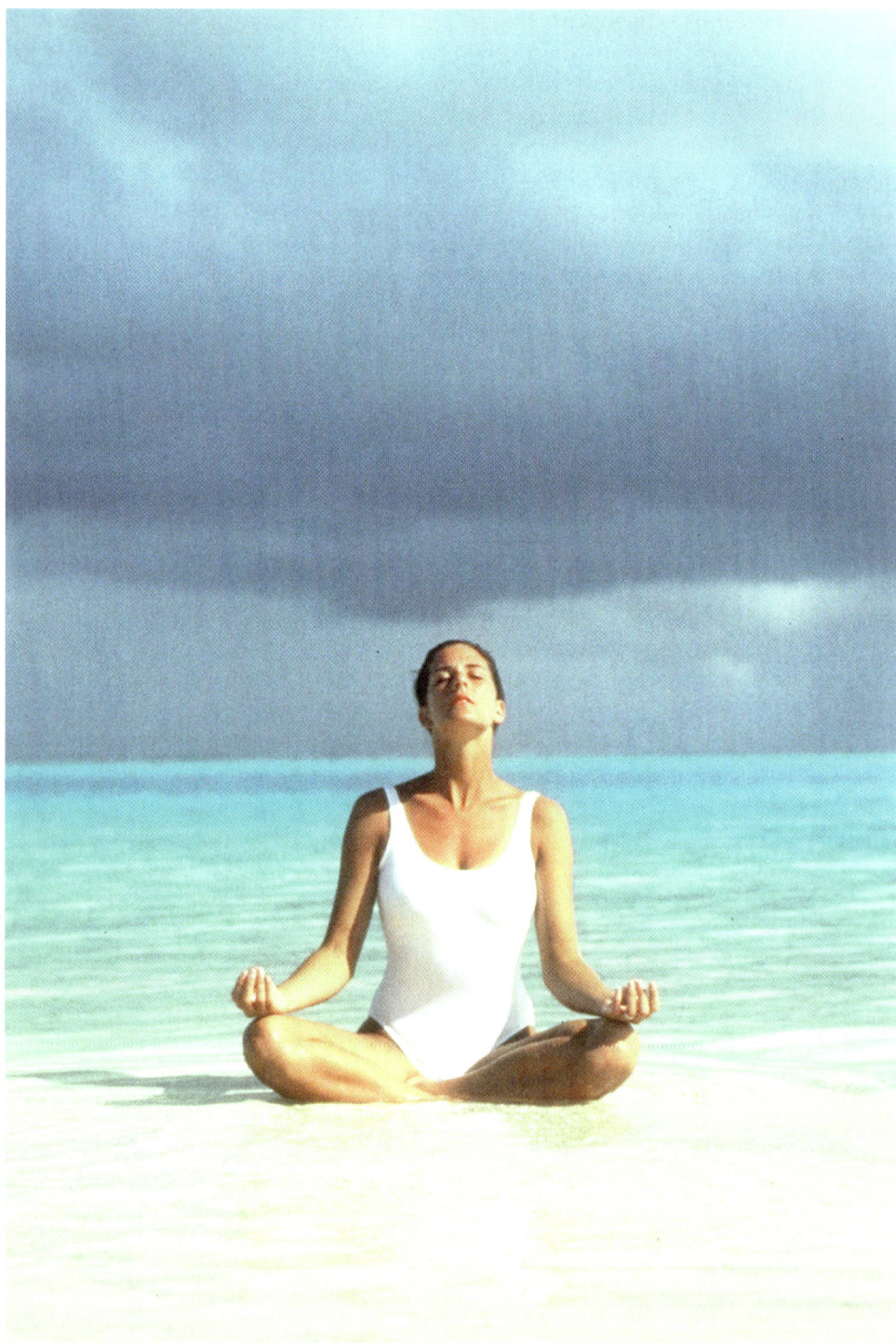

Kapitel 6

Heilungsprozesse durch L-Carnitin günstig beeinflussen

Bei einer ganzen Reihe von Gesundheitsstörungen hat L-Carnitin positive Effekte auf die Vitalität, die Regenerationsfähigkeit und das körpereigene Immunsystem zu bieten. Die wichtigsten Einsatzgebiete sind in diesem Kapitel zu finden.

Eine vielleicht für so manchen nützliche Anmerkung noch in diesem Zusammenhang: Wenn durch eine Untersuchung ein normaler L-Carnitin-Spiegel im Blutserum festgestellt wird und eine der angegebenen Erkrankungen vorliegt, bedeutet dieser Befund nicht, daß zusätzliche L-Carnitin-Gaben als Nahrungsergänzung deswegen überflüssig wären. Es kann trotzdem ein sogenannter *relativer* Mangelzustand vorliegen. Dies ist so zu verstehen, daß die vorhandenen Mengen der Substanz für den Körper nicht ausreichend das Stoffwechselproblem zu bewältigen vermögen. Würde deutlich mehr davon zur Verfügung stehen, könnte sich dadurch eine Normalisierung oft doch noch erreichen lassen.

„Normaler" L-Carnitin-Spiegel im Gegensatz zu relativen L-Carnitin-Mangel

AIDS

Das Aquired Immune Deficiency Syndrome (AIDS), auf deutsch: „Erworbene Immunschwäche", ist wahrscheinlich *die* Seuche unserer Tage. Nach der Anstekkung, die meist durch Geschlechtsverkehr oder eine Transfusion von verseuchtem Blut erfolgt, vergehen oft Jahre, bis sich die typischen Symptome zeigen. Bei manchen Infizierten bricht die Erkrankung anscheinend auch gar nicht aus.

➤ An AIDS Leidende bekommen alle möglichen Sekundärinfektionen, da ihr Immunsystem so geschwächt ist, daß es den Körper immer weniger vor Ansteckungen aller Art zu schützen vermag. Tumore,

Pilzinfektionen, Lungenentzündung, Durchfall und vieles mehr machen das Leben buchstäblich zur Hölle. L-Carnitin übt hier einen stabilisierenden Einfluß aus.

➤ Außerdem entsteht eine immer stärkere Erschöpfung. Die Vitalität nimmt zusehends ab; dementsprechend stellen sich leichter Depressionen ein, und die Möglichkeiten, sich sinnvoll zu betätigen oder sonst noch etwas Spaß am Leben zu haben, werden zusätzlich eingeschränkt. L-Carnitin verlangsamt das Fortschreiten der Erkrankung und mobilisiert zusätzliche Energien bei gleichzeitiger Schonung der Muskulatur. L-Carnitin ist sicher kein AIDS-Heilmittel, dennoch zeigen entsprechende Erfahrungsberichte, in denen Versuchspersonen über längere Zeit 6 g L-Carnitin pro Tag verabreicht wurde, daß die vielseitig einsetzbare Substanz auch in diesem Fall zu helfen vermag.

Das Immunsystem wird wirkungsvoll durch die Optimierung der Stoffwechselprozesse unterstützt

➤ L-Carnitin unterstützt so zum Beispiel das Immunsystem wirkungsvoll und liefert die dringend notwendige zusätzliche Energie zur Bekämpfung von Infektionen und Tumorzellen. Natürlich nur, wenn über die Ernährung ausreichend Kalorien zugeführt werden. Denn L-Carnitin ist ja nicht selbst Brennstoff für den Körper. Es läßt nur die zur Energiegewinnung wichtigen Prozesse optimal ablaufen beziehungsweise bietet die Voraussetzungen, daß sie überhaupt stattfinden können. Auch die typischen Erschöpfungszustände lassen sich mittels L-Carnitin bessern.

➤ Einige Medikamente, mit denen AIDS-Erkrankte behandelt werden, können als Nebenwirkungen unter anderem Herzsymptome hervorrufen. L-Carnitin kann hier eingreifen und die Herzfunktionen umfassend stützen. Vergleiche dazu auch die Angaben unter dem Stichwort „Herzerkrankungen". Da im Stoffwechsel von AIDS-Erkrankten L-Carnitin häufig vermindert ist, scheint es generell angezeigt zu sein zu überprüfen, ob im Einzelfall eine regelmäßige Einnahme des Stoffs wichtig sein könnte.

➤ Studien in Italien, in deren Verlauf AIDS-Patienten einige Wochen lang täglich bis zu 6 g L-Carnitin als Nahrungsergänzung bekamen, zeigten deutlich positive Ergebnisse.

Alzheimer

Dies ist die in den Industrienationen am häufigsten vorkommende Form von krankhafter Rückbildung intellektueller Fähigkeiten, wie beispielsweise des Erinnerungsvermögens. Die Ursachen dieser schlimmen Erkrankung, die sowohl für die Betroffenen wie auch für Angehörige und die Gesellschaft eine schwere Bürde darstellt, sind nicht geklärt.

Während der Jahre 1987 bis 1989 wurden in klinischen Versuchen in Italien Alzheimer-Erkrankte mit L-Carnitin mit einer Dosis von 2 g täglich über den Zeitraum eines Jahres behandelt. Die Studie wurde im Doppelblind-Modus durchgeführt und mit einer Kontrollgruppe ergänzt, der Placebos verabreicht wurden. Die Auswertung zeigte erstaunliche Ergebnisse: der Fortschritt der Alzheimersymptome war bei den Angehörigen der mit L-Carnitin versorgten Gruppe wesentlich verzögert worden! Der genaue Wirkungsmechanismus ist noch nicht geklärt. Aber es hat den Anschein, daß L-Carnitin die Funktionen der Nerven stabilisiert und sie, vereinfacht formuliert, weniger anfällig gegen Schädigung durch Alzheimer macht. Weitere Forschungen finden weltweit diesbezüglich statt, um die Chancen abzuklären, die L-Carnitin den an Alzheimer Erkrankten bieten könnte.

Die vielen positiven Wirkungen auf das Nervensystem lassen hier noch einiges erwarten

Da aus anderen Quellen bekannt ist, daß L-Carnitin an der Bildung von Energiereserven für das Gehirn beteiligt ist, die Alterungsprozesse im zentralen Nervensystem verlangsamt, das Gedächtnis und die motorischen Fähigkeiten verbessert sowie die Nerven vor Schädigungen verschiedener Art schützt beziehungsweise die Heilung geschädigter Nerven unterstützt, überraschen die Resultate der italienischen Alzheimerstudien nicht.

Chronisches Müdigkeitssyndrom (CFS)

Beim CFS enthalten die Immunzellen (Makrophagen) nur noch etwa ein Zehntel des normalen Gehalts an L-Carnitin, so daß hier die Funktionsfähigkeit des körpereigenen Abwehrsystems stark eingeschränkt ist. Durch L-Carnitin lassen sich die Symtome des CFS lindern.

Claudicatio intermittens (Schaufensterkrankheit)

L-Carnitin verschafft „Stehvermögen"

L-Carnitin verbessert die Durchblutung der Beine; dadurch ist wieder mehr Kraft zum Gehen vorhanden, und Schmerzen bessern sich tendenziell. Die vitaminähnliche Substanz sorgt für eine bessere Versorgung und Entsorgung der Zellen und fördert die Sauerstofftransportfunktion durch die gesteigerte Bildung der roten Blutkörperchen. Da L-Carnitin auch insgesamt mehr Kraft bereitstellt, ist es nicht verwunderlich, daß eine wesentlich längere Gehstrecke oft schmerzfrei bewältigt werden kann.

Diabetes

Der Organismus von Zuckerkranken produziert giftige Ketone, die auch für den typischen Mundgeruch verantwortlich sind. L-Carnitin kann nun, so ist seit Mitte der 70er Jahre bekannt, die Verbrennung von Ketonen fördern, wodurch sie vermehrt unschädlich gemacht werden. Es reduziert zusätzlich auch die Bildung dieser schädlichen Stoffe.

Die Verträglichkeit von Zucker, im medizinischen Fachjargon auch als Glucose-Toleranzfaktor bezeichnet, wird durch L-Carnitin deutlich verbessert. So schlagen die Zuckerwerte im Blut weniger hoch aus.

Diabetes ist eine *Stoffwechselerkrankung.* Dies kann nicht genug betont werden! Deswegen reicht es absolut nicht zur korrekten Behandlung aus, den Blutzuckerwert durch geeignete Insulingaben möglichst auf einem Normalwert zu halten. Bei Diabetikern ist der

Fettstoffwechsel gestört. Fette werden verstärkt als Energieträger für die hungerleidenden Zellen mobilisiert, sie können aber wegen relativem Mangel an L-Carnitin nicht in angemessener Menge verbrannt werden. Dies führt leicht mit der Zeit zu einer Schädigung des Herz- und Gefäßsystems und zu einem erhöhten Schlaganfallrisiko. Wie unter dem Stichwort „Herzerkrankungen" ausgeführt, kann gerade hier L-Carnitin als Nahrungsergänzung wertvolle Hilfe leisten, um das Herz gesund und leistungsfähig zu erhalten. Diabetiker scheiden sehr viel mehr L-Carnitin aus als Gesunde, so daß schon deshalb die Notwendigkeit von L-Carnitin-Gaben als Nahrungsergänzung angezeigt ist. Ein großes Problem für seit längerem Zuckerkranke ist die verschlechterte Wundheilung. Da L-Carnitin die Durchblutung verbessert und das Immunsystem sowie die Sauerstoffversorgung der Zellen anregt, kann es auch hier der Symptomatik entgegenwirken.

Der Fettstoffwechsel sowie die Wundheilung bei Diabetikern wird beschleunigt

Herzerkrankungen

Das Herz ist der wichtigste Wirkungsort des L-Carnitins. Kein Wunder, daß es auf alle stoffwechselbedingten Herzleiden einen günstigen Einfluß hat. Unter anderem gibt es erfolgversprechende Berichte zu ...

Positive Wirkung auf viele Herzkrankheiten

➤ **Myocardiopathie** (Herzmuskelkrankheit). Eine der häufigsten Indikationen für Herztransplantationen und Todesursache bei 80 % aller jungen Sportler. L-Carnitin kann der Entstehung dieser durch Viren hervorgerufenen Herzerkrankung vorbeugen. Es erhöht die Überlebenschancen und reduziert die Anzahl der notwendigen Herzschrittmachertransplantationen.

➤ **Vorbeugung von Herzinfarkt**. Bei Sauerstoffmangel in der Herzmuskulatur werden Fettsäuren nicht mehr verbrannt und blockieren die Herzfunktion. L-Carnitin sorgt in diesem Fall für die Normalisierung des Fettstoffwechsels im Herzen und verhindert so einen Infarkt.

> ➤ **Angina pectoris**. Schmerzfreie Zeiten werden verlängert. Belastungsfähigkeit bis zum Auftreten der Schmerzen wird erhöht.
>
> ➤ **Zusatztherapie bei Herzinfarkt.** Klinisch mittlerweile bewiesen ist, daß L-Carnitin die Intensität eines Herzinfarktes reduziert und dementsprechend die Überlebenschancen des Betroffenen erhöht.

Fettsäuren decken 80 % des Energiebedarfs des Herzens!

> ➤ **Herzmuskelschwäche.** L-Carnitin bewirkt eine Stärkung des Herzens und eine Verbesserung der Leistungsfähigkeit durch eine Erhöhung der Energieproduktion.
>
> ➤ **Herzrhythmusstörungen**. L-Carnitin verhindert Herzrhythmusstörungen und übt einen normalisierenden Einfluß auf bestehende Störungen aus.
>
> ➤ **Herzverfettung**. L-Carnitin transportiert überschüssige Fette ab und verhindert so die Blockierung der Herzfunktionen.

Warum sprechen Herzerkrankungen so gut auf L-Carnitin an?

Die Energieversorgung des Herzmuskels durch Fettsäuren wird verbessert

Die Herzmuskulatur braucht Fettsäuren zur Energieversorgung und damit zur Aufrechterhaltung des ständigen, lebensnotwendigen Pumpvorgangs, der das Blut durch den Körper befördert. Sie sind die wesentlichen Energielieferanten für das Herz. Gerade hier ist das L-Carnitin besonders geeignet, da es die Fettsäuren ja in die Mitochondrien, die Bio-Kraftwerke im Inneren der Zellen, transportiert. Ein besser ernährter Herzmuskel wird nun mal nicht so leicht krank. Er kann Belastungen besser „wegstecken" und erholt sich schneller. Bei Sportlern, die regelmäßig L-Carnitin einnahmen, wurde auch beobachtet, daß die gleiche Trainingsleistung bei einer verringerten Schlagzahl (langsamerer Puls) des Herzens erbracht wurde. Dementsprechend wird das Herz geschont, wenn der Organismus nur genügend L-Carnitin zur Verfügung hat.

Herzinfarkten geht nach Untersuchungen des Forschungsinstituts Jülich eine schwere Störung des geregelten Fettverbrennungsprozesses voraus. Dadurch können sich zum Beispiel Fettsäuren im Herzgewebe ansammeln und zu einer schlechteren Entsorgung des

Gebietes von Schlacken und Giften sowie zu einer verringerten Versorgung mit Nährstoffen beitragen. L-Carnitin wirkt hier normalisierend. Es kann Schäden sogar in einem gewissen Umfang wieder reparieren helfen.

Ein schwaches Herz kann durch Gaben von L-Carnitin wieder vitaler werden und dem Körper so insgesamt die für ein erfülltes Leben notwendige Kraft und Belastbarkeit zur Verfügung stellen. Da das Herz das Organ im Körper ist, das am meisten von allen L-Carnitin enthält, ist es im Grunde wenig verwunderlich, daß zusätzliche L-Carnitin-Gaben es so gut zu stärken vermögen.

Bei der Myocardiopathie werden die autoimmunologischen Prozesse, die zu Schäden am Herzmuskel führen, etwas vereinfacht ausgedrückt durch eine Schädigung des normalen Fettstoffwechsels ausgelöst.

Es scheint die Wirksamkeit der Behandlungen von Herzerkrankungen mit L-Carnitin zu erhöhen, wenn zusätzlich reichlich Vitamin B_1 (Thiamin) gegeben wird.

Bei den Autoimmunkrankheiten greift das körpereigene Immunsystem Teile des eigenen Organismus an. Es erkennt den Unterschied zwischen krankmachenden Eindringlingen wie Bakterien, Viren oder Pilzkeimen und Zellen des eigenen Körpers nicht mehr

Infektionskrankheiten

Sogar bei einer simplen „Feld-, Wald- und Wiesengrippe" kann L-Carnitin helfen. Das Immunsystem braucht zur Erfüllung seiner Funktion, der Vernichtung von in den Körper eingedrungenen Keimen und der Neutralisierung von Giften und Schlacken, viel Energie. Die Freßzellen (Makrophagen) können sich zum Beispiel selbständig im Organismus bewegen. Das braucht aber eine Menge Kraft. Dreht das Immunsystem bei einer Infektion so richtig auf, wird sehr viel von den Reserven des Energiestoffes L-Carnitin zu seiner Versorgung abgezogen. Ähnlich wie bei einer Generalmobilmachung im Kriegsfall, wo ja auch ein Großteil der Ressourcen eines Staates dem Militär zur Erfüllung seiner Aufgaben zur Verfügung gestellt wird.

Das L-Carnitin fehlt in so einem Fall natürlich bei den anderen Aufgaben des Stoffwechsels. Etwa der Energieversorgung der Muskulatur. Abgeschlagenheit, ver-

Die Makrophagen enthalten 20mal so viel L-Carnitin wie das sie umgebende Blutplasma und sind deshalb auf eine ausreichende Versorgung mit der vitaminähnlichen Substanz angewiesen

stärkte Müdigkeit und verringerte psychische Belastbarkeit sind die Folge.

Als Hausrezept wird jemandem, der mit einer safti-
gen Erkältung erschöpft darniederliegt, eine gute
„Kraftbrühe" gekocht, damit er wieder „auf die Beine"
kommt. Was die Wirkung dieser bekannten „Arznei"
ausmacht, ist das im Fleisch enthaltene, leicht wasser-
lösliche L-Carnitin, das bei der Zubereitung in die Sup-
pe übergeht. In wesentlich besserer Form kann da
natürlich L-Carnitin als Nahrungsergänzung eingenommen helfen. Zwischen 300 mg und 1.000 mg täglich, je nach Alter und Körpergewicht, können eine
Menge dazu beitragen, daß das Immunsystem genug
Kraft hat, die Infektion abzuwehren. Dies verkürzt oft
auch die Zeit der Erkrankung. Außerdem bleibt die
Vitalität besser erhalten, die Erholungszeit (Rekonvaleszenz) verkürzt sich, und die Erkrankung wird nicht
so leicht verschleppt, sondern, wie es sein soll, auf
natürliche Weise auskuriert. Natürlich gilt dies nicht nur
für grippale Infekte, sondern im Prinzip für alle Infektionskrankheiten.

Parallel wird die Aktivität und die Vermehrung der
Freßzellen des Immunsystems angeregt. Da L-Carnitin auch noch die Antikörperproduktion stimuliert, wird
praktisch das gesamte körpereigene Abwehrsystem
von ihm günstig beeinflußt.

Und keine Sorge: Mit L-Carnitin kann ruhig ein wenig experimentiert werden, denn es ist nicht toxisch,
und Gegenanzeigen sind ebensowenig bekannt wie
negative Wechselwirkungen mit Medikamenten. Auch
bei langfristiger Einnahme wird es keine Schäden an-
richten oder zu Gewöhnungseffekten führen.

Im Gegensatz zu den meisten mir bekannten pflanzlichen Immunstimulantien, kann L-Carnitin risikolos in
jeder Phase einer Infektionserkrankung angewendet
werden; also auch bei Fieber, egal wie hoch; chronischen und akuten Infekten, sogar bei Sepsis. Bitte bei
der Anwendung daran denken: es dauert etwa zwei
Stunden, bis die Wirkung des L-Carnitins voll einsetzt.

**Die „Kraftbrühe"
– eine der ältesten
Darreichungsformen
von L-Carnitin**

**Experimentieren Sie
ruhig mit dem positiven
Wirkungsbereich von
L-Carnitin**

Kinderlähmung (Spätfolgen)

L-Carnitin hat sich als sehr hilfreich zur Harmonisierung der Spätfolgen der Kinderlähmung (Polio) erwiesen, da es die Muskulatur und das Nervensystem stärkt. Bis zu 1 g des Stoffes als Nahrungsergänzung täglich als Daueranwendung eingenommen hilft bei der Stabilisierung der Muskelfunktionen und des Allgemeinbefindens. Erscheint es im Einzelfall sinnvoll, größere Tagesdosen zu verwenden, sollte ein fachkundiger Mediziner hinzugezogen werden.

Die Wirkungen in Kurzform:

➤ Die Müdigkeit wird reduziert.
➤ Die Ausdauer wird gesteigert.
➤ Die Erholungsphasen werden verkürzt.

Krebs

Bei Krebserkrankungen ist im allgemeinen das Immunsystem geschwächt; außerdem „fressen" die Krebszellen den Körper regelrecht leer. Sie ziehen einen großen Teil der Energielieferanten an sich. Dadurch entsteht bei dem Erkrankten eine zunehmende Schwächung. L-Carnitin hat in einem solchen Fall zwei günstige Wirkungen zu bieten: zum einen verbessert es die Funktion des Immunsystems. Zum anderen hilft es bei der Energiebereitstellung. Natürlich ist es wichtig, genügend Kalorien über die Ernährung zuzuführen, damit die Körperreserven nicht weiter aufgezehrt werden. Zusammengenommen baut es den Erkrankten also auf und gibt dem Körper zusätzlich Kraft, um dem Krebs Paroli zu bieten.

L-Carnitin kann weiterhin bestimmte schädliche Nebenwirkungen von gängigen Chemotherapeutika, zum Beispiel auf das Herz, auffangen helfen und die Leber schützen. Auch die Zellen werden von der vitaminähnlichen Substanz nicht nur vor der Infektion durch Tumore, sondern ebenso vor Schäden durch die giftigen Chemotherapeutika bewahrt.

Schädliche Nebenwirkungen der Chemotherapie können aufgefangen werden

Lebererkrankungen

Da in der Leber die körpereigene Synthese von L-Carnitin stattfindet, schädigen viele Erkrankungen, die die Leber betreffen, gleichermaßen die Selbstversorgungsfähigkeit des menschlichen Organismus in bezug auf diese Substanz. Hier sind zusätzliche Gaben von L-Carnitin als Nahrungsergänzung sehr empfehlenswert, zumal L-Carnitin auch grundsätzlich positive Effekte bezüglich der Leber bietet. Das Organ wird geschützt, seine Regeneration angeregt und verschiedene wichtige Funktionen verbessert. Siehe auch unter dem Stichwort „Alkoholismus".

Muskelschwund

Da L-Carnitin die Energieversorgung der Muskulatur verbessert, kann damit der Vitalitätsverlust der Muskulatur in vielen Fällen verzögert und das Allgemeinbefinden verbessert werden.

Niereninsuffizienz

Wenn die Nieren nicht mehr ausreichend in der Lage sind, das Blut von sogenannten harnpflichtigen Stoffen zu reinigen, also von Substanzen, die über den Urin ausgeschieden werden können, vergiftet sich der Körper mit Stoffwechselrückständen selbst. In solchen Fällen wird heute eine Dialyse, eine Blutwäsche, regelmäßig durchgeführt. Eine Maschine übernimmt alle paar Tage die Aufgaben der geschwächten Nieren und reinigt das Blut. Allerdings wird dabei auch L-Carnitin in großen Mengen mit aus dem Blut entfernt. Gesunde Nieren halten diesen lebenswichtigen Stoff zurück; aber es gibt eben noch immer keine Apparate, die es mit den Leistungen des Körpers aufnehmen können. Wie schon in den vorigen Kapiteln erklärt, kann die körpereigene L-Carnitin-Synthese bei erhöhtem Bedarf nicht genug liefern, um den zur Erhaltung der Vitalität nötigen Spiegel zu gewährleisten. Bei circa zehn Prozent vom Normalbedarf ist

Bei der Dialyse wird auch L-Carnitin aus dem Blut „herausgewaschen"

Schluß. Auch die übliche Zufuhr über die Nahrung reicht in solchen Extremfällen nicht mehr unbedingt aus. Hier können zusätzliche Gaben von L-Carnitin als Nahrungsergänzung helfen. Die genaue individuelle Dosierung sollte mit dem behandelnden Mediziner abgesprochen werden.

Operationen

L-Carnitin unterstützt die Funktion des Immunsystems. Damit wird das Infektionsrisiko nach Operationen reduziert. Weiterhin verbessert es die Vitalität und beschleunigt die Rekonvaleszenz. Die Blutbildung wird gefördert, ebenso wie die lebensnotwendigen Funktionen der roten Blutkörperchen insgesamt. Das Thrombose-Risiko wird gesenkt, da L-Carnitin der Verklumpung von Erythrozyten entgegenwirkt und die Fließfähigkeit des Blutes auf breiter Basis verbessert.

L-Carnitin ist als Nahrungsmittelergänzung besonders bei Eingriffen zu empfehlen, die mit großen Blutverlusten einhergehen.

Wird vor einer Operation Blut vom Patienten entnommen, damit er zum Ersatz der Blutverluste bei der Operation nicht auf Spenderblut angewiesen ist, kann L-Carnitin die Blutbildung unterstützen und so die Wartezeit bis zum Operationstermin verkürzen.

L-Carnitin unterstützt die Blutbildung

Raucherbein und Unterschenkelgeschwüre

L-Carnitin fördert die Durchblutung der Beine und verbessert die Wundheilung von Geschwüren an den Beinen. Durch die umfangreichen positiven Wirkungen des L-Carnitins auf das Immunsystem werden Schlakken schneller abgebaut, Infektionen aller Art leichter ausgeheilt und die Zellneubildung angeregt. Weiterhin verlängert L-Carnitin die Lebensdauer der Roten Blutkörperchen und unterstützt deren Funktionen im Stoffwechsel, verbessert außerdem die Fließfähigkeit des Blutes und trägt somit zu einer Herabsetzung der Ablagerungsmöglichkeiten in den Blutgefäßen bei.

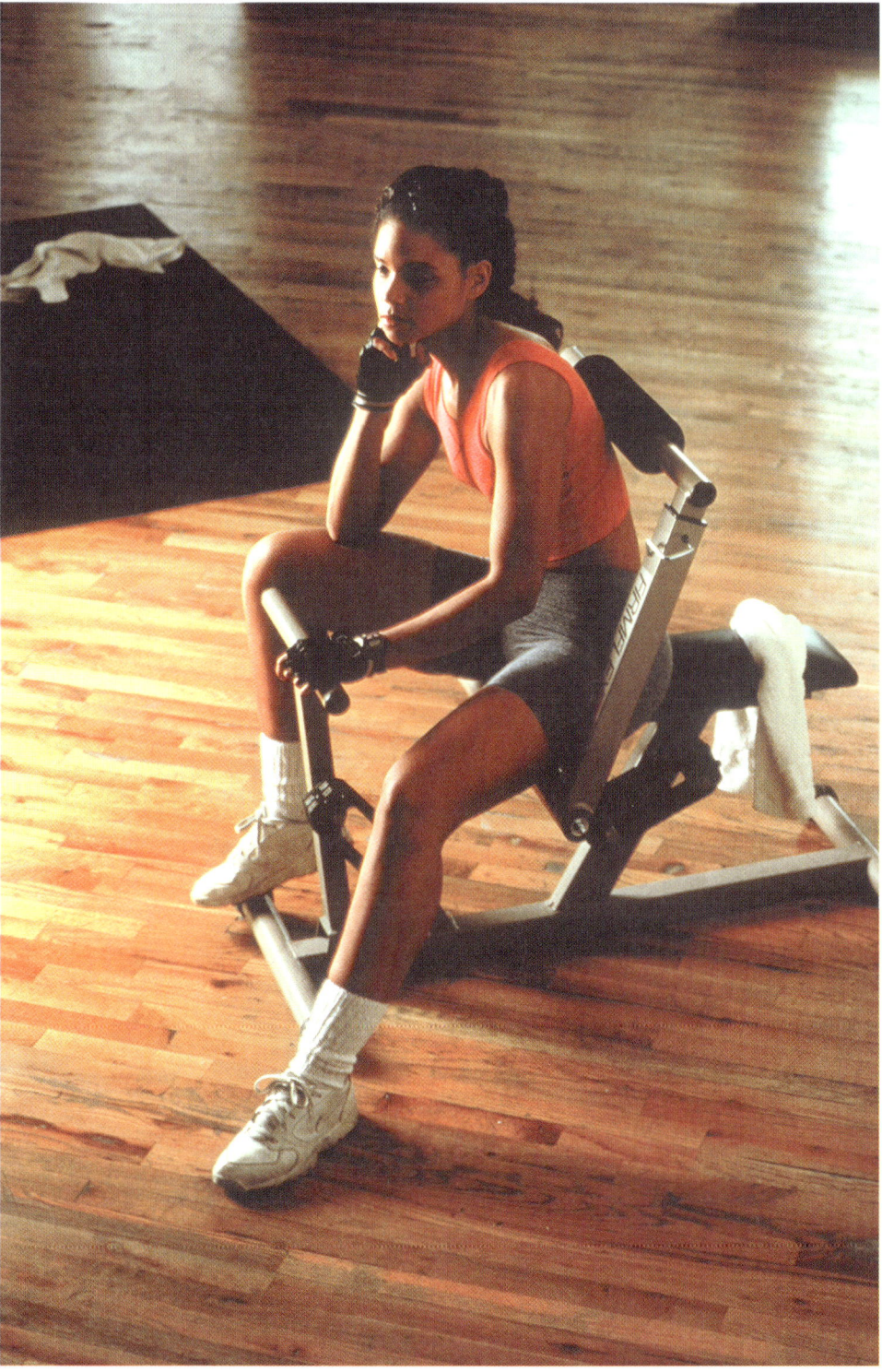

Kapitel 7

Fragen und Antworten zum Thema L-Carnitin

Besteht das Risiko, daß BSE-Erreger bei der Herstellung von L-Carnitin mit in die Nahrungsergänzung gelangen?

Fleisch wird zur Herstellung von L-Carnitin für Nahrungsergänzungen schon lange nicht mehr verwendet. Schon deswegen nicht, weil es total unwirtschaftlich wäre: die Kosten wären um den Faktor von etwa 1.500(!) höher als bei der biotechnologischen Produktion. Es ist dementsprechend ausgeschlossen, daß BSE-Erreger aus verseuchtem Fleisch in dem für Nahrungsergänzungen vorgesehenen L-Carnitin landen.

L-Carnitin wird nicht aus Fleisch gewonnen!

Kommt bei der Herstellung von L-Carnitin Gentechnologie zum Einsatz?

Ganz klar: **Nein!** L-Carnitin wird aus natürlich vorkommenden Rohstoffen durch verschiedene chemische Reaktionen und mittels der Verwendung von Bakterienkulturen hergestellt, die überall in jedem gesunden Ackerboden vorkommen (siehe auch die Grafik auf der nächsten Seite). Diese „Helferlein" verstoffwechseln bestimmte Ausgangssubstanzen und produzieren L-Carnitin. In groben Zügen ist dieser letzte Schritt in der L-Carnitin-Herstellung also ein ähnlicher Prozeß wie bei der Teigführung von Sauerteig, der Herstellung von Sauerkraut oder dem Vergären von Traubensaft zu Wein.

Natürliche Rohstoffe Erdöl + Luft + Wasser

Reine chemische Synthese

Gamma-butyrobetain (im menschlichen Körper natürlich vorkommende Vorstufe von L-Carnitin, die von der Leber in L-Carnitin umgewandelt werden kann).

Natürlicher biotechnischer Fermentationsprozeß mit Ackerbodenbakterien, vergleichbar Sauerkraut- oder Weinherstellung. Keine Gentechnologie!

Abtrennung der Bakterien + Feinstfiltration

Reines L-Carnitin

Ein Beispiel für die Herstellung von L-Carnitin für Nahrungsergänzungen (LONZA, Schweiz) Gentechnologie wird dabei ebensowenig verwendet wie Fleisch oder Fleischauszüge in irgendeiner Form. Die Verstoffwechselung durch Ackerbodenbakterien macht L-Carnitin zu einer auf lebendige Weise hergestellten Nahrungsergänzung

*Herstellungsprozeß
von L-Carnitin*

Ist es nicht unnatürlich, L-Carnitin extra einzunehmen?

Im Gewebe eines jeden Tieres kommt L-Carnitin vor. Es ist zur Bereitstellung von Energie unbedingt notwendig. Ein Organismus kann ohne L-Carnitin nicht leben. Da der menschliche Körper nur geringe Mengen von L-Carnitin selbst herstellen und damit nur etwas mehr als zehn Prozent des durchschnittlichen Bedarfs – nicht des Bedarfs bei außergewöhnlichen Belastungen! – decken kann, ist eine Zufuhr von L-Carnitin über die Nahrung unbedingt notwendig, um belastungsfähig und gesund zu sein. Da wir heute mit einer Vielzahl von unnatürlichen und durchaus belastenden Einflüssen, wie etwa Chemikalien in der Nahrung und der Umwelt, erhöhter Strahlenbelastung durch elektrische Apparate (Handys, Monitore, Stromleitungen) aller Art, konfrontiert sind, dabei aber gleichzeitig eine Eß-„Kultur" entwickelt haben, die wichtige Vitalstoffe in der Nahrung entweder zerstört oder während der Zubereitung entfernt, besteht nach Meinung vieler Ernährungsexperten eine zunehmende Notwendigkeit, bestimmte bioaktive Substanzen wie zum Beispiel Vitamin C oder L-Carnitin als Nahrungsergänzung zu nutzen. Wer sich vegetarisch oder sogar vegan ernährt, kann so gut wie kein L-Carnitin über die Nahrung bekommen, da es sich in Obst, Getreide, Gemüse und Nüssen nur in geringen Mengen befindet. Hier wäre die regelmäßige Einnahme von L-Carnitin sehr empfehlenswert. Vegetarisch lebende Schwangere und Stillende sollten unbedingt L-Carnitin als Nahrungsergänzung verwenden, um Mangelerkrankungen und Organschäden vorzubeugen und das normale Wachstum ihres Kindes zu garantieren.

Veganer ernähren sich nur von pflanzlichen Produkten. Im Gegensatz zu den Vegetariern verzichten sie sogar auf Milchprodukte und Eier

Ist L-Carnitin in irgendeiner Form giftig?

Nein! Denn diese Substanz ist ein körpereigener Stoff, der natürlicherweise in recht großen Mengen – circa 20 bis 25 g – im Organismus eines jeden vorhanden ist. Selbst die Einnahme von mehreren Gramm L-Carnitin pro Tag hat, wie es klinische Studien eindeutig belegen, keinerlei giftige Auswirkungen auf den Organismus.

Gibt es Nebenwirkungen durch L-Carnitin-Einnahme?

In seltenen Fällen sind Nebenwirkungen von L-Carnitin beobachtet worden. Bei sehr hohen Dosen können Zittrigkeit und Übererregungssymptome, Probleme beim Einschlafen und Durchfall auftreten. Wieviel „sehr hoch" ist, hängt von Körpergewicht, Trainingszustand und allgemeiner Verfassung ab. Allerdings ist auch dies nicht als „giftige" Wirkung einzustufen. Diese Nebenwirkung beruht einfach auf einer vom Körper aktuell nicht zu verwertenden Energiebereitstellung. Falls so etwas durch einen unglücklichen Umstand passiert, heißt das mir von einem „Betroffenen" genannte Gegenmittel: solange Ruhe halten, bis der L-Carnitin-Überschuß via Urin ausgeschieden ist. Einige Glas Wasser trinken hilft dabei. Wer allerdings in irgendeiner Weise herz- oder nervenkrank ist, sollte sicherheitshalber einen Mediziner rufen. Gleiches gilt, wenn sich die Symptome auch bei Ruhigstellung nicht umgehend bessern. Wer aktuell größere körperliche Belastungen zu bewältigen hat, wird aber unter Umständen auch bei 10 g L-Carnitin täglich keine derartigen Nebenwirkungen erfahren. Es gibt Berichte von Spitzensportlern, die entsprechende Mengen L-Carnitin bei Wettbewerben einnehmen und dabei nicht nur keine Probleme haben, sondern sogar eine enorme Leistungssteigerung in körperlicher und geistiger Hinsicht erfahren.

Bei einer „Überdosis" viel Wasser trinken

Eine andere Nebenwirkung kann bei der Einnahme von L-Carnitin in Pulverform oder in flüssiger Zubereitung auf nüchternen Magen auftreten. Einerseits kann es, insbesondere bei hohen Dosen, zu Übelkeit und Erbrechen kommen. Dann gibt es bei manchen Menschen Bakterienkulturen im Darm, die L-Carnitin verstoffwechseln. Dies kann zu Blähungen und Durchfall führen. Wohlgemerkt: Diese Erscheinung tritt nicht bei jedem auf. Im übrigen ist sie leicht zu unterbinden: entweder das L-Carnitin zusammen mit einer Mahlzeit

Manche Bakterien „fressen" L-Carnitin und scheiden die Überreste in umgewandelter Form aus

einnehmen, damit es nicht so konzentriert ist, oder es in Kapselform einnehmen. Gelatinekapseln werden erst im Dünndarm aufgelöst, dadurch kommen die entsprechenden Bakterien wesentlich weniger in Kontakt mit der Substanz, und es gibt keine unangenehmen Begleiterscheinungen.

Genaugenommen hat L-Carnitin keine schädlichen Nebenwirkungen im Sinne giftiger Effekte oder bleibender Funktionsstörungen von Organen. Zu Durchfall und ähnlichen Symptomen kommt es zum Beispiel auch bei Überdosierungen von Vitamin C oder des Süßstoffs Sorbit.

Gegenanzeigen sind bisher nicht bekannt.

Die Nebenwirkungen sind denen einer Überdosis Vitamin C oder Sorbit (Süßstoff) vergleichbar

Siehe hierzu auch die Monographie auf S. 82

Sind Unverträglichkeiten oder Allergien bekannt?

Grundsätzlich kann es Allergien oder Unverträglichkeiten gegenüber absolut jeder Substanz geben. Also auch auf L-Carnitin. Bisher sind nennenswerte Probleme dieser Art aber, soweit ich in Erfahrung bringen konnte, nicht bekannt geworden.

Kann es zu Gewöhnungseffekten kommen?

Gewöhnungseffekte oder Sucht durch L-Carnitin kann es nicht geben, da dieser Stoff in jedem gesunden Körper in größeren Mengen vorhanden ist und zu seinem gesunden Funktionieren ständig gebraucht wird. Allerdings: Es besteht schon die „Gefahr", sich an die überdurchschnittliche psychische und physische Belastbarkeit und Vitalität zu gewöhnen, die durch regelmäßige Einnahme einer entsprechenden L-Carnitin-Menge gefördert wird, und diesen angenehmen Zustand nicht mehr missen zu mögen.

Wer braucht diese Nahrungsergänzung besonders?

Jeder kann von den positiven Wirkungen profitieren!

Meiner Ansicht nach jeder, der fit für die im heutigen Alltag praktisch unvermeidbaren weitgehend unnatürlichen chemischen, physikalischen und psychischen Belastungen sein möchte.

Auf jeden Fall aber: Schwangere, kleine Kinder, (Fitneß-)Sportler, Raucher, Leute, die überdurchschnittlich viel beruflichen oder privaten Streß haben, Menschen, die an zehrenden Krankheiten, wie Krebs und AIDS oder an einer der besonders positiv auf zusätzliche L-Carnitin-Gaben ansprechenden Gesundheitsstörungen leiden.

Außerdem ist es im Zusammenhang mit Operationen, die von größeren Blutverlusten begleitet sein können, nach Meinung von Experten sehr empfehlenswert, weil es die Blutbildung anregt und das Immunsystem kräftigt.

Weiterhin: Menschen, die schnell erschöpft sind und alle, die Gewichtsprobleme haben.

Vegetarier und Veganer werden viel von L-Carnitin als Nahrungsergänzung profitieren, daß es für sie aus der Nahrung wenig bis keinen Nachschub gibt. Vegetarisch lebende Schwangere und Stillende müssen L-Carnitin zusätzlich einnehmen, um Mangelzuständen vorzubeugen und das gesunde Wachstum ihres Kindes nicht zu gefährden.

Ist L-Carnitin ein Medikament?

L-Carnitin ist genauso ein Medikament wie Vitamin C und Wasser

Jain! Bis zu einer täglichen Dosis von 1 g beurteilt die gängige Rechtssprechung es als Nahrungsergänzung. Wird mehr davon täglich konsumiert, betrachtet sie es als Medikament. Als *Medikament* (von lateinisch „Medicamentum" = Heilmittel) wird alles aus natürlichen Grundstoffen oder synthetisch Produzierte bezeichnet, was sich zu diagnostischen, therapeutischen oder vorbeugenden Anwendungen in bezug auf die Gesundheit eignet. *Nahrungsstoffe* sind demgegenüber alle Substanzen, die der Organismus zur Herstellung körpereigener Stoffe gebrauchen kann.

Die Unterscheidung fällt nicht nur mir des öfteren schwer. Zum Beispiel gelten ähnliche Kriterien wie für L-Carnitin auch für Vitamin C. Reife Paprikaschoten müßten deswegen genaugenommen wegen „Überdosierung" als Vitamin-C-Arznei in die Apotheke verbannt werden. Und: Wie ist es mit Wasser?! In therapeutischen Dosen eingesetzt, hat es schon so manche schwere Erkrankung nachweislich geheilt oder zumindest deutlich gebessert. Dennoch sollte natürlich das geltende Recht akzeptiert werden.

Schädigt die Einnahme die körpereigene Produktion?

Nein, denn es ist für den menschlichen Organismus vollkommen normal, daß über die Nahrung L-Carnitin zugeführt wird. Das für Nahrungsergänzungen verwendete L-Carnitin unterscheidet sich nicht von dem in der Natur vorkommenden. Es wird also genauso wie das in der Nahrung enthaltene L-Carnitin im Stoffwechsel behandelt.

Außerdem ist die körpereigene Produktion von L-Carnitin eine sogenannte enzymatische Reaktion, die grundsätzlich nicht durch die äußere Zufuhr von L-Carnitin irgendwie geschädigt werden kann. Die Herstellung von L-Carnitin im Stoffwechsel wird zurückgefahren, wenn ausreichende Mengen der Substanz über die Nahrung in den Körper gelangen. Fällt die Zufuhr von außen zu gering aus, regelt der Organismus die L-Carnitin-Synthese mit einem geringen zeitlichen Verzug wieder nach oben. Über einen Wert von circa zehn Prozent des Normalbedarfs eines Erwachsenen hinaus wird die körpereigene Produktion der vitaminähnlichen Substanz aber nicht gesteigert. Es treten dann tendenziell Mangelerscheinungen auf. Die einzige Hilfe, die der Körper selbst noch einsetzen kann, ist, daß über die Nieren weniger L-Carnitin ausgeschieden wird, als zu Zeiten reichlichen Angebots. Allerdings ist die Rückresorption systembedingt niemals 100 %. Deswegen verringert sich der L-Carnitin-Spiegel im Körper trotz-

Um ausreichend versorgt zu sein, muß dem Körper L-Carnitin von außen zugeführt werden

dem, wenn auch langsamer, ständig weiter. Bei lang-
anhaltenden körperlichen Anstrengungen wird außerdem zusätzlich L-Carnitin ausgeschieden. Bei einem
Marathonlauf zum Beispiel etwa 2 g!

Gibt es negative Wechselwirkungen?

Siehe hierzu auch die
Monographie auf S. 82

Negative Wechselwirkungen mit Medikamenten sind,
soweit ich in Erfahrung bringen konnte, nicht bekannt.

Es kann unter bestimmten Umständen aber zu einer Verminderung der Aufnahme von L-Carnitin aus
Nahrungsergänzungen kommen, wenn es zusammen
mit einer größeren Menge an Aminosäuren, zum
Beispiel den in der Fitneß-Szene beliebten Eiweißdrinks, eingenommen wird. Deswegen ist zur Wir-
kungsoptimierung eine zeitlich versetzte Einnahme
empfehlenswert. Etwa eine Stunde sollte zwischen
dem Genuß eines Kraftdrinks und eines L-Carnitin-
Präparates liegen.

**L-Carnitin nicht
zusammen mit Eiweiß
einnehmen**

Wie sollte L-Carnitin dosiert werden?

Bei Kindern können 25 bis 100 mg/kg Körpergewicht
oral oder intravenös in mehreren Dosen verabreicht
werden. Spritzen dürfen natürlich nur von Medizinern
oder Krankenpflegern gegeben werden!

Erwachsene können so bis zu 5 g/Tag einnehmen.

Die Food and Drug Administration (FDA, oberste
Gesundheitsbehörde) der USA beurteilt 15 Gramm
täglich als anwendungssicher!

Einnahme während Schwangerschaft
und Stillzeit

Da es sich um eine körpereigene Substanz handelt, die
nicht toxisch ist und bei der keine Gegenanzeigen bekannt sind, sind in diesem Fall Risiken nicht zu erwarten. Im Gegenteil lassen diverse Forschungsarbeiten

und Erfahrungsberichte von Betroffenen den Schluß zu, daß L-Carnitin, während Schwangerschaft und Stillzeit von der Mutter eingenommen, sehr zum Wohlbefinden und zur Gesunderhaltung von Mutter und Kind beitragen kann. Vegetarisch lebende Schwangere und Stillende müssen zur Verhinderung von Mangelzuständen und zur Sicherung des gesunden Wachstums ihres Kindes L-Carnitin als Nahrungsergänzung verwenden.

L-Carnitin kann viel zum Wohlbefinden von Schwangeren und Stillenden beitragen

Gibt es Auswirkungen auf Kraftfahrer und die Fähigkeit, Maschinen zu bedienen?

Negative Wirkungen sind diesbezüglich nicht bekannt.

Siehe hierzu auch die Monographie auf S. 82

Welche Darreichungsformen gibt es?

L-Carnitin wird verschiedenen Fitneßdrinks und Kraftriegeln zugesetzt.

Weiterhin ist es in folgenden Formen im Handel erhältlich:

- Lutschtabletten
- Gelatinekapseln (dünndarmlöslich)
- Pulver (Apotheke!)
- Spray
- Sirup (mit Alkohol)
- Brausetabletten
- Pulver zur Zubereitung von Erfrischungsgetränken
- Kautabletten ähnlich Weingummis
- Ampullen zur intravenösen Injektion
- Ampullen zum Trinken

Wann hilft
L-Carnitin beim Abnehmen?

Bei gleichzeitigem Fitneßtraining wird die Fettverbrennung gesteigert

Wenn parallel Fitneßtraining betrieben wird, steigert L-Carnitin die Fettverbrennung um mehr als zehn Prozent. Dies ist aber nur der kleinere Teil der schlankheitsfördernden Wirkung. Denn wer sich gut und kraftvoll fühlt, trainiert gerne, öfter und intensiver. Da L-Carnitin auch die unangenehmen Begleiterscheinungen deutlich reduzieren kann, die in Form von Muskelkater, Abgeschlagenheitsgefühl nach dem Training, sogar noch am nächsten Tag, oder Heißhunger nach dem Sport auftreten können, wirkt es rundum unterstützend beim Schlankwerden und Schlankbleiben. Ebenso wirkt es den zu einem großen Teil stoffwechselbedingten Unlustgefühlen auf natürliche Weise entgegen, die beim Fasten oder einer Reduktionsdiät (= Schlankheitskur) im allgemeinen auftreten. Die tägliche Dosis sollte mindestens 1 g betragen.

Anhang

Das Geheimnis des Erfolgs

Die Gesamt-Weltrekordhalterin im 5fach-Triathlon Astrid Benöhr über ihre Erfahrungen mit Nahrungsergänzungen und L-Carnitin

Ein Interview von Dr. Stefan Siebrecht, Dipl.-Biochemiker.

Astrid Benöhr (geb. 8.10.1957, 1,66 m groß, Gewicht 50 kg) ist Mutter von drei Kindern und Weltrekordhalterin im 2fach-, 3fach-, 4fach- und 5fach-Triathlon. Sie war und ist die erste Frau, die einen Gesamt-Weltrekord über Männer und Frauen hält. Selbst der „ausdauerndste Mann der Welt" benötigt mit 76 Stunden 16 Minuten über zwei Stunden mehr Zeit für einen 5fach-Triathlon (19 km Schwimmen, 900 km Radfahren, 210 km Laufen) als Astrid Benöhr.

Zwei Stunden schneller als der schnellste Mann!

Frau Benöhr, Ihre Leistungen erscheinen selbst Marathonläufern übermenschlich. Gibt es eine Erklärung für Ihre extreme Ausdauerleistung, oder kann man so etwas trainieren?

„Frauen sind meiner Meinung nach in den extremen Ausdauerbereichen leistungsfähiger als Männer. Dies mag wohl mit dem unterschiedlichen Fettstoffwechsel und mit dem geringeren Körpergewicht der Frauen zusammenhängen. Der Marathonlauf ist dagegen eine kurze Distanz, bei der die Kraft der Männer noch überlegen dominieren kann.

Ich habe außerdem das richtige Maß zwischen Belastung und Regeneration gefunden. Meine speziell an die Belastung angepaßte Ernährungsweise ist auch eine der wichtigsten Voraussetzungen und absolut unverzichtbar. Ich trainiere eigentlich relativ wenig, etwa 20 bis 30 Stunden in der Woche. Außerdem nutze ich viele Volksläufe als Tempotraining. Vor einem Ultra-Wettkampf

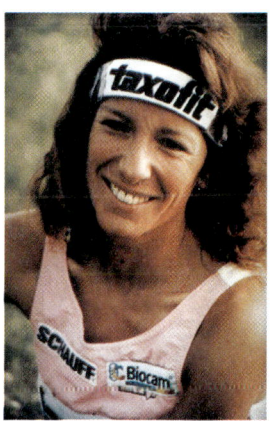

„Frauen sind in den extremen Ausdauerbereichen leistungsfähiger als Männer"

verordne ich mir allerdings eine sieben- bis zehntägige Zwangspause, um Kräfte zu sammeln."

Wie oft kann man diese kräfteraubenden Wettkämpfe pro Jahr durchhalten?

„Ich starte bei etwa 30 Wettkämpfen pro Jahr, davon sind aber nur sechs große Ultra-Triathlen. Mehr wäre vielleicht möglich, aber das Gesundheitsrisiko ist mir zu hoch."

Wie ernähren Sie sich bei einem Ultra-Triathlon-Wettkampf?

Art und Zeitpunkt der Ernährung müssen gut getimt sein

„Während des Wettkampfs müssen Kohlenhydrate, Proteine, Mineralstoffe, Vitamine und andere Substanzen in enormen Mengen in leicht verdaulicher Form zugeführt werden. Dabei müssen Menge und Zeitpunkt genau abgepaßt werden. Als optimal haben sich Mineraldrinks und Energieriegel bewährt, aber auch Bananen und sogar Hamburger habe ich getestet. Ich habe schon viele Ernährungstricks ausprobiert und auch schlechte Erfahrungen gemacht."

Mit welchen Ernährungsgewohnheiten haben Sie schlechte Erfahrungen gemacht?

„Ich habe einmal wochenlang strikt vegetarisch gelebt und ausschließlich sehr viel Vollkornprodukte und

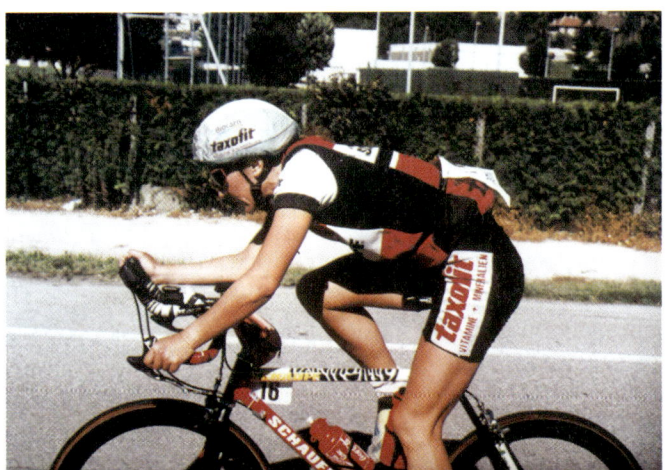

Astrid Benöhr beim Triathlon

Müslis gegessen. In der Folge ließen meine Leistungen zu wünschen übrig, und ich fühlte mich während des Wettkampfs und nachher spürbar schlechter. Ich habe damals erkannt, daß die Ernährung im Ausdauersport eine entscheidende Rolle spielt und auch Nahrungsergänzungen nicht mehr wegzudenken sind."

Leistungsabfall durch strikt vegetarische Ernährung

Sie betreiben Triathlon seit 1984. Es fällt auf, daß Sie Ihre größten Erfolge alle nach 1991 feierten. Hängt dies mit veränderten Ernährungsgewohnheiten und dem Einsatz von Nahrungsergänzungen zusammen?

„Sicherlich, aber nicht ausschließlich. Optimale Ernährung und Nahrungsergänzungen sind eine der vielen Grundvoraussetzungen, um solche Leistungen zu bringen und wiederholen zu können. Aber um heute einen neuen Weltrekord aufstellen zu können, muß alles stimmen. Da gibt es noch viele weitere Faktoren."

Wann und wie haben Sie L-Carnitin für sich entdeckt?

„Das war 1991 kurz vor dem ersten 2fach-Triathlon in Lelystad (Niederlande). Dort bin ich dann tatsächlich gleich meinen ersten Weltrekord gelaufen. Ich habe damals als Assistentin am Lehrstuhl von Prof. Uhlenbruck am Immunologischen Institut an der Universität Köln gearbeitet. Prof. Uhlenbruck brachte mich dazu, mit dem Laufen anzufangen, und er empfahl mir auch, L-Carnitin zu nehmen."

Weltrekord nach L-Carnitin-Einnahme

Welche Erfahrungen haben Sie mit L-Carnitin seit 1991 gemacht?

„Ich fühle mich durch L-Carnitin vor allem in der Regeneration besser und bin schneller wieder fit. Da ich rein nach Gefühl trainiere, besteht die Gefahr, daß ich mich durch L-Carnitin „zu gut und zu fit" fühle und dann zu früh wieder starte. Ich muß mich daher zur Einhaltung der Regenerationszeiten zwingen und aufpassen, mich nicht zu überschätzen. Außerdem hat sich bei mir die Streßresistenz durch die Einnahme von L-Carnitin erhöht. Ich verkrafte die Wettkämpfe spürbar besser und regeneriere schneller. Die Streßverminderung wurde auch von den Meßwerten verdeutlicht. Im Juli 1997 beim 3fach-Triathlon in Lensahn (Deutschland) hat Prof. Neumann in meinem Blut die geringsten Konzentrationen an Streßenzymen von allen Athleten gemessen."

Nach Prof. Uhlenbruck hat L-Carnitin einen positiven Effekt auf das Immunsystem. Haben Sie in den letzten Jahren von diesem Effekt etwas beobachtet?

„Tatsache ist, daß ich seit 1991, also seit ich L-Carnitin nehme, kein Antibiotikum mehr gebraucht habe, und auch von Krankheiten und Verletzungen verschont worden bin. Es kann da einen Zusammenhang mit L-Carnitin geben, muß aber nicht. Man kann das wohl schwer kausal in Zusammenhang bringen."

Sie sind zweimal bei einem 5fach-Triathlon gestartet und jedesmal Weltrekord gelaufen. Beim zweiten Mal waren Sie allerdings 12,5 Stunden schneller. Was war beim zweiten Mal anders?

„Den ersten 5fach-Triathlon bin ich 1994 in Den Haag zu kurz nach dem 3fach-Triathlon in Fontanil (Frankreich) gelaufen. In Den Haag habe ich mit 86 Stunden 44 Minuten schon den Frauenweltrekord geschafft, aber es waren noch zwei Männer vor mir da. Es war außerdem meine erste Erfahrung im 5fach-Triathlon, und ich war vermutlich auch etwas geschwächt durch Fontanil vorher. Beim zweiten Versuch im September 1997 in Kerpen konnte ich von den Erfahrungen in Den Haag profitieren."

Stimmt es, daß Sie 1997 in Kerpen beim Gesamtweltrekord im 5fach-Triathlon zum ersten Mal Megadosen L-Carnitin genommen haben?

Optimale Mischung aus
L-Carnitin, Kohlen-
hydraten und Mineral-
stoffen sorgt für einen
Energieschub

„Das war eigentlich gar nicht beabsichtigt. Normalerweise nehme ich etwa 4 bis 5 g L-Carnitin pro Trainingswoche. Ich habe aber während des Wettkampfs eine komplette Dose eines Mineralgetränks von Multipower getrunken. Das waren etwa 20 Liter Getränk verteilt auf drei Tage. Die Kombination dieses Getränks aus Kohlenhydraten und Mineralstoffen war wirklich optimal. Mit diesem Getränk habe ich außerdem 20 g L-Carnitin zu mir genommen. Also etwa 7 g pro Tag. Von der Wirkung war ich wirklich überrascht. Ich habe mich während des Wettkampfs erstaunlich wohl gefühlt und mich auch enorm schnell wieder erholt. Dieses Getränk hat mir jedesmal einen richtigen Energieschub gegeben."

Frau Benöhr, ich danke Ihnen für das interessante Gespräch

Warum überhaupt Nahrungsergänzungen verwenden?

Bei praktisch jedem Vortrag, den ich zum Thema Nahrungsergänzungen halte, werde ich gefragt, warum denn so etwas überhaupt nötig sei. Reicht es denn nicht aus, positiv zu denken, sich vollwertig zu ernähren und regelmäßig Ausgleichssport zu betreiben? Ich habe mir selbst über dieses Thema seit Jahren eine Menge Gedanken gemacht. Heute vertrete ich diese Auffassung ...

In den letzten etwa 200 Jahren fand ein gigantischer Umwälzungsprozeß für die Menschheit statt. Im wesentlichen kam er durch die Industrielle Revolution zustande. Die Umwelt veränderte sich in einem ungeheuren Maße binnen einer für erdgeschichtliche Maßstäbe sehr kurzen Zeit. Pestizide, Insektizide, Herbizide, Fungizide, Antibiotika, chemische Düngemittel, Konservierungsstoffe und künstliche Farbstoffe, Lösungsmittel, Treibstoffe und andere Gifte sowie eine seit den 60er Jahren stark erhöhte radioaktive Umweltstrahlung und die elektrischen und elektromagnetischen Strahlungen aus einer Unzahl von ständig mehr werdenden Quellen belasten nicht nur den Stoffwechsel des menschlichen Körpers in noch nie zuvor gekanntem Maße. Viele Arzneien der Schulmedizin, die breit eingesetzt wurden, entpuppten sich im Nachhinein als Mittel mit langfristig häufig sehr unangenehmen Nebenwirkungen. Dazu kommen eine generelle Umstellung der Lebensweise mit immer höheren Leistungsanforderungen und immer mehr Streß. Unsere Umweltsituation hat sich gleichfalls sehr verändert. Statt riesigen Wäldern, mäandernden, sauberen Gewässern, reiner

Die Menschheit hat sich verändert – die Belastungen sind übernatürlich gestiegen

Arzneien der Schulmedizin mit unangenehmen Nebenwirkungen

Luft und einer vielfältigen Tier- und Pflanzenwelt haben wir heute eine zunehmend durch Bebauung, Asphaltierung und Kanalisierung geprägte Landschaft.

Der menschliche Körper soll bei all diesen absolut ungewohnten Einflüssen auch noch mehrere Jahrzehnte länger gesund und leistungsfähig bleiben, damit das Leben lebenswert ist. Mir persönlich erscheint es unter dieser Perspektive betrachtet total einleuchtend, daß der Stoffwechsel da schon ein bißchen mehr als Vollwertkost braucht, um fit für die ständig in unserer Zeit verlangten Höchstleistungen zu sein. Es ist sicher absolut sinnvoll, eine konstruktive Lebenseinstellung zu pflegen, seinen Körper mit gesundem Sport leistungsfähig zu halten und sich vernünftig zu ernähren. Aber all das reicht nach meiner Erfahrung und den Beobachtungen aus meiner Praxis als Lebensberater und Seminarleiter nicht mehr aus. Wer heute langfristig vital und gesund bleiben möchte, braucht *zusätzlich* Nahrungsergänzungen in Form von Vitaminen und vitaminähnlichen Stoffen, Mineralstoffen, Spurenelementen, Bioflavonoiden, Kräuter-, Frucht- und Gemüseextrakten und ähnlichen guten Dingen. Hochleistungssportler in aller Welt bauen immer mehr auf derartige Hilfen anstatt auf Anabolika und andere Mittel aus den Hexenküchen der Chemie, die kurzfristig Kraft geben, aber langfristig aus einem gesunden Organismus ein Wrack werden lassen.

Im übrigen ist dieser Gedankengang nicht neu: Die letztlich durch L-Carnitin wirkende Kraftbrühe als altbewährtes Hausmittel zur schnelleren Erholung nach einem grippalen Effekt, das Guarana, das in Südamerika von Indios seit Jahrhunderten als Heilmittel und Energiespender in Zeiten hoher Belastungen verwendet wird, Catuaba und Lapacho, die im selben Teil der Erde seit Urzeiten gerne verwendet werden, die Teebaumauszüge, die von den Aborigenees Australiens sehr geschätzt werden, der Grüne Tee, den taoistische und buddhistische Mönche gerne nutzen, Reishi-Pilze in Japan ... Die Liste der „klassischen" Nahrungsergänzungen würde bequem ein eigenes Buch füllen. Neu ist im Grunde nur der Gedanke, doch einmal überall in der Welt herumzuschauen, was es Gutes für Gesundheit

Sportler schwören auf Nahrungsergänzungen – besser und gesünder als Anabolika

Die Menschen in aller Welt nehmen schon seit Jahrhunderten Nahrungsergänzungen zu sich, um ihre Lebensqualität zu steigern

und Leistungsfähigkeit gibt, und dies möglichst vielen Menschen konsequent zur risikoarmen Steigerung der Lebensqualität zur Verfügung zu stellen.

Wer Nahrungsergänzungen ablehnt, sollte sich einmal über diese Tatsachen Gedanken machen. Wir können die Uhr nicht zurückdrehen. Aber wir können – jeder für sich – Verantwortung dafür übernehmen, diese nicht gerade einfachen Zeiten in so guter Verfassung wie möglich zu durchleben. Nur gesunden Menschen mit großen Reserven steht ihr volles kreatives Potential, ihre volle physische und psychische Leistungsfähigkeit zur Verfügung, um Wege aus unseren selbstgeschaffenen ökologischen und sozialen Problemen zu finden und zu gehen. Wer vor Krankheit und Schwäche nicht mehr auf die Füße kommt, kann auch das nahe Tor zum Paradies, so es denn geöffnet wird, nicht durchschreiten.

Ich persönlich habe mich dafür entschieden, nicht unter Problemen zu leiden, sondern die Herausforderungen in meinem Leben kreativ und mit möglichst viel Freude zu bewältigen.

Was wollen Sie mit den Jahren, die Ihnen zur Verfügung stehen, anfangen …

… leiden – oder leben?!

Die Herausforderungen des Lebens sollten kreativer und mit viel Freude bewältigt werden

Monographie: L-Carnitin. Aus dem Bundesanzeiger Nr. 11 vom 17.01.1990

Wirksame Bestandteile: ASK.: 22107 L-Carnitin*
23634 L-Carnitinhydrochlorid

Pharmakologische Eigenschaften, Pharmakokinetik, Toxikologie

L-Carnitin ist eine physiologischerweise im menschlichen Organismus vorkommende quaternäre Ammoniumverbindung. Seine Hauptfunktion ist der Transport der aktivierten langkettigen Fettsäuren über die innere Mitochondrien-Membran in die Mitochondrien, wo sie der Beta-Oxidation zugeführt werden. Außerdem spielt es eine wichtige Rolle in der Ketogenese der Leber. Die Substitution mit L-Carnitin bei L-Carnitin-Mangel führt zu einer vermehrten Fettsäureoxidation, dadurch zu einer Zunahme der Ketogenese sowie einem insgesamt verbesserten Energiestoffwechsel, der sich klinisch auch in einer Zunahme der Muskelkraft zeigt. Durch die Bildung von L-Carnitin-Estern können überschüssige kurz- und verzweigtkettige Acylgruppen aus den Mitochondrien ins Cytosol transportiert werden. Bei einigen angeborenen Stoffwechselstörungen können dadurch vermehrt pathologische Metaboliten ausgeschieden, Coenzym A regeneriert und der Energiestoffwechsel verbessert werden. Die Resorption von L-Carnitin nach oraler Gabe ist größer als 90 %.

Das Cytosol ist das Zellplasma und der Ort des Glucosestoffwechsels in der Zelle, mit Metaboliden bezeichnet man jegliche im Zellstoffwechsel auftretende Substanz

Klinische Angaben

1. Anwendungsgebiete

Zur Substitution bei primärem, systemischem L-Carnitin-Mangel sowie bei sekundärem, systemischem L-Carnitin-Mangel aufgrund von angeborenen Stoffwechselerkrankungen. Als Behandlungsversuch bei Sonderformen der Muskeldystrophie mit Lipidakkumulation, die auf einem primären muskulären L-Carnitin-Mangel beruhen.

Unter Muskeldystrophie versteht man nicht-neurogene Muskelschwunderkrankungen

2. Gegenanzeigen

Gegenanzeigen sind bisher nicht bekannt.

3. Nebenwirkungen

Nebenwirkungen von L-Carnitin sind selten. Bei der oralen Gabe (insbesondere von hohen Dosen) kam es selten zu Übelkeit, Erbrechen und Diarrhöen (Durchfall).

4. Besondere Vorsichtshinweise für den Gebrauch

Keine.

5. Verwendung bei Schwangerschaft und Laktation

Erfahrungen über die Anwendung bei Schwangerschaft und Stillzeit liegen nicht vor. Da es sich um eine körpereigene Substanz handelt, sind Risiken nicht zu erwarten.

6. Medikamentöse und sonstige Wechselwirkungen

Wechselwirkungen mit anderen Mitteln sind nicht bekannt.

7. Dosierung und Art der Anwendung

Bei Kindern zwischen 25 und 100 mg/kg Körpergewicht oral oder intravenös in mehreren Dosen. Bei Erwachsenen bis zu 5 g/Tag oral oder intravenös.

8. Überdosierung

Von L-Carnitin sind toxische Wirkungen nicht bekannt.

9. Besondere Warnungen

Keine.

10. Auswirkungen auf Kraftfahrer und die Bedienung von Maschinen

Keine.

Literaturangaben

Eine Auswahl von Büchern über L-Carnitin

„L-Carnitine", Brian E. Leibowitz, Edition Lonza

"L-Carnitine – Some nutritional and historical implications", R. Elwyn Hughes (University of Wales), Edition Lonza

„Wirkungen von L-Carnitin auf den Sportler", Prof. Dr. G. Neumann, Edition Lonza

"L-Carnitin, from function to therapy", R. Ferrarl, S. Dimauro, Academic Press (London)

„L-Carnitin, der Nährstoff für optimale Fettverbrennung und Energiefreisetzung", W. Rutishauser, Body in Shape Verlag (Wien)

"L-Carnitine – its Role in Lung and Heart disorders", E. Kaiser und A. Lohninger, Karger Verlag (Basel)

Ausgewählte wissenschaftliche Arbeiten über L-Carnitin

Das vorliegende Buch ist als allgemeinverständliches, einführendes Werk für medizinische Laien konzipiert. Gleichwohl möchte ich dem wissenschaftlich interessierten Leser die Möglichkeit geben, sich intensiver mit L-Carnitin zu befassen. Deswegen folgt nun ein Verzeichnis von Literatur zum Thema, deren Verständnis eine entsprechende Ausbildung voraussetzt.

Derzeit gibt es weit über 9.000 akademische Arbeiten über L-Carnitin. Jedes Jahr kommen Hunderte dazu, denn L-Carnitin ist eine Substanz, die es in sich hat. Die Wirkungsbreite in bezug auf die Förderung und Stabilisierung des Gesundheitszustandes ist enorm, die Verträglichkeit ausgezeichnet. Wegen der Menge der Veröffentlichungen habe ich nur einige beispielhafte Arbeiten ausgewählt, die ich persönlich für besonders aussagekräftig oder für historisch bedeutsam halte.

Gulewitsch, W. und Krimberg, R.
Zur Kenntnis der Extraktivstoffe der Muskel. Über das L-Carnitin. Hoppe-Seylers Zeitschrift für physiologische Chemie, Vol. 45, pp. 326–330 (1905).

Fraenkel, G. und Friedman, S.
L-Carnitine. In: Vitamins and Hormones. Vol. 15. pp. 73–118. Academic Press, New York (1957).

Fritz, I. B.
L-Carnitine and its Role in Fatty Acid Metabolism. Advances in Lipid Research, Vol. 1, pp. 285–334 (1963).

Mitchell, Madeleine E.
L-Carnitine metabolism in human subjects. Normal metabolism. The Am. Journal of Clinical Nutrition, Vol. 31, pp. 293–306 (1978).

Khan, Latifa and Bamji, M. S.
Tissue L-Carnitine Deficiency due to Dietary Lysine Deficiency. Journal of Nutrition, Vol. 109, pp. 24 -31 (1979).

Borum, Peggy R., York, C. M. and Broquist, H. P.
L-Carnitine content of liquid formulas and special diets.
American Journal of Clinical Nutrition, Vol. 32., pp. 2272–2276 (1979).

Tao, Robert C. and Yoshimura, N. N.
L-Carnitine Metabolism and its Application in Parenteral Nutrition. Journal of Parenteral and Enteral Nutrition, Vol. 4, pp. 469–486 (1980).

Hughes, R. E.
The Vitamin C, L-Carnitine, Fatigue Relationship. In: Vitamin C. Conference Proceedings. Cousell, J. N. and D. H. Hornig, Editors, pp. 75–86. Applied Science, London (1981).

Wolfram, G.
Die Bedeutung von L-Carnitin im Fettstoffwechsel. In: Fett in der parenteralen Ernährung; Symposium. Herausgeber: J. Eckart und G. Wolfram, pp. 28–47. Zuckschwert Verlag, München (1982).

Broquist, Harry P. and Borum, P. R.
L-Carnitin Biosynthesis, Nutritional Implications. Advances in Nutritional Research, Vol. 4, pp. 181–204 (1982).

Bremer, Jon
L-Carnitine – Metabolism and Functions. Physiological Reviews, Vol. 63, pp. 1420–1480 (1983).

Borum, Peggy R.
Role of L-Carnitine during developement. Canadian Journal of Physiological Pharmacology. Vol. 63, pp. 571–576 (1985).

Boehles, H.
L-Carnitin in der Ernährungstherapie. Beitr. Infusionstherapie klinische Ernährung, Vol. 16, pp. 148–156 (1986).

Scholte, H. R. and de Jonge P. C.
Metabolism, Function and Transport of L-Carnitine in Health and Disease. In: L-Carnitin in der Medizin. Edited by R. Gitzelmann. pp. 21–59. Schattauer Verlag, Stuttgart (1987).

Hughes, R. E.
Ascorbic acid, L-Carnitine and fatigue. Med. Sci. Research, Vol. 15, pp. 721–723 (1988).

Lombard, Kenneth A. et al.
L-Carnitine status of lactovegetarians and strict vegetarian adults and children.
Am. Journal of Clinical Nutrition, Vol. 50, pp. 301–306 (1989).

Genger, H., Enzelsberger, H. und Salzer, H. (1988)
L-Carnitin als Therapie der Plazentainsuffizienz – Erste Erfahrungen. Z. Geburtsh. u. Perinat. 192:155–157.

Genger, H., Sevelda, P., Vytiska-Binstorfer, H., Salzer, H., Legenstein, E. und Lohninger, A. (1988)
L-Carnitin-Spiegel während der Schwangerschaft. Z .Geburtsh. u. Perinat. 192:134–136.

Weiterführende Literatur

„Das Handbuch des Spirituellen NLP", Walter Lübeck, Windpferd Verlag.
„Handbuch für Lebensberater", ders.
„Reiki – Der Weg des Herzens", ders.
„Das Tao des Geldes", ders.
„Heilen mit Lapacho Tee", ders.
„Grüner Tee – Heilkräftiger Genuß", ders.
„Der Weg zum glücklichen Leben", Ingrid Horstmann und Walter Lübeck, Verlag Kleine Schritte.
„Heilen mit Grapefruitkernextrakt", Baginski/Sharamon, Windpferd Verlag.
„Die drei großen Heiler: Teebaum   Johanniskraut – Schwarzkümmel", Jünemann/ Luetjohann, Windpferd Verlag.
„Einverstandensein", Baginski/Sharamon, Windpferd Verlag.
„Das Atem-Heilbuch", Werner Koch, Windpferd Verlag.

Adressen und Bezugsquellen

Der Leserservice des Windpferd-Verlages hält eine Liste mit Anbietern von L-Carnitin für Sie bereit. Diese Liste wird ständig aktualisiert. Sie können sie unter folgender Internet-Adresse abrufen:

http://www.windpferd.com

Sie können dort das gesamte Windpferd-Buch- und Musikangebot in Ruhe ansehen und sogar Ausschnitte der neuesten Musikproduktionen anhören. Außerdem haben wir ein „Chat-Forum" eingerichtet. Hier können Sie mit anderen Lesern online Ihre eigene Welt des Informationsaustausches kreieren und News und Tips aus der Naturheilkunde austauschen.

Sie sind jederzeit ganz herzlich willkommen!

Sofern sie nicht über einen Internetzugang verfügen, können Sie diese Liste auch direkt beim Windpferd Verlag unter dem Stichwort: „L-Carnitin" anfordern. Legen Sie dazu bitte immer einen an Sie adressierten und frankierten Rückumschlag bei.

Die Adresse lautet: Windpferd Verlag, Postfach, 87648 Aitrang.

Register

A

AIDS 50, 53, 54, 55, 71
Altersheilkunde 47
Alzheimer 47, 50, 55
Ammoniak 18, 21, 22, 29, 30, 31, 41, 43
Angina pectoris 18, 50, 58
Arteriosklerose 48, 49
Atherosklerose 50
Ausdauer 33, 42, 50, 61, 75, 77, 78

B

Beindurchblutung 43, 44
Biosynthese des L-Carnitins 20
Blutbildung 63, 71
Blutwäsche 62

C

Chemotherapeutika 61
Cholin 31

D

D-Carnitin 17
Demenz 50
Diabetes 49, 50, 56
Dialyse 50, 62

E

Endspurtleistung 42
Energiestoffwechsel 83
Entgiftung 41
Erinnerung 55
Erythrozyten 22, 44, 63

F

Fasten 28, 29, 30, 31, 42, 75
Fettverbrennung 21, 31, 48, 58, 74, 75, 84
Fließfähigkeit des Blutes 23, 63
Fruchtbarkeit 22, 35, 36, 50
Frühgeburten 38

G

Gehirn 19, 43, 55
Geriatrie 47, 48, 50
Gewöhnungseffekte 60, 70

H

Herz
 − -frequenz 42
 − -infarkt 23, 49, 50, 57, 58
 − -muskelkrankheit 57
 − -rhythmusstörungen 58
 − -schwäche 18, 24, 49
 − -verfettung 48, 58
Hunde 84

I

Immunschwächen 50
Immunsystem 18, 21, 44, 53, 54, 57, 59, 60, 61, 63, 71, 79
Infektionskrankheiten 59, 60
Intensivtraining 42

K

Katzen 83
Kinder 18, 35, 39, 61, 71, 73, 76, 84
Kinderlähmung 61
Kindstod, plötzlicher 38
Konzentration 23, 24, 39, 43, 49, 79
Krebs 33, 50, 61, 71

L

L-Carnitin
 − Herstellung von 67, 72
 − im Sport 42, 43, 44, 45
 − körpereigene Synthese von - 19, 44, 62
 − -Mangelsymptome 17, 18, 19
 − -Produktion im Alter 48
 − -Resorption im Gewebe 24
 − -Spiegel im Blutserum 17, 53
 − -Überschuß 69
 − -Vorkommen im menschlichen Körper 19
Leber 18, 19, 20, 23, 29, 30, 42, 48, 50, 61, 62, 83
Leberkrebs 30
Leberzirrhose 18, 30

M

Milchsäure 32
Mitochondrien 18, 22, 31, 58, 83
Müdigkeit 18, 28, 30, 50, 56, 60, 61
Muskel
 − -kater 32, 41, 43, 75
 − -leistung 42
 − -schwund 18, 62, 82
Muttermilch 38
Myocardiopathie 57, 59

N

Nahrungsergänzungen 27, 38, 45, 67, 72, 73, 76, 78, 80, 81, 82
Nebenwirkungen 25, 54, 61, 69, 70, 79, 80, 83

Nerven 18, 22, 23, 29, 30, 43, 47, 55, 61
Nieren 19, 27, 28, 44, 50, 62, 70, 72, 77
 − -insuffizienz 62

O

Operationen 50, 63, 71

P

Proteinsynthese 31, 43

R

Raucherbein 63
Reduktionsdiät 30, 33, 75
Regeneration 42, 47, 53, 62, 77, 78
Rote Blutkörperchen 22, 44

S

Sauerstoffaufnahmekapazität 43
Schlaganfall 48, 49, 50, 57
Schlankheitskur 32, 33, 75
Schwangerschaft 17, 36, 37, 38, 50, 73, 74, 84
 − Mehrlings- oder Risiko- 37
Sepsis 50, 60
Spermien 22, 36, 50
Stabilisierung der Psyche 42
Stillzeit 17, 38, 39, 50, 73, 74, 84

T

Thrombosen 23

U

Unterschenkelgeschwüre 63

W

Wechselwirkungen, negative 60, 73
Wundheilung 57, 63

Z

Zellmembranen 22, 31
Zeugungsfähigkeit 36
Zwerchfellfunktion 43, 44

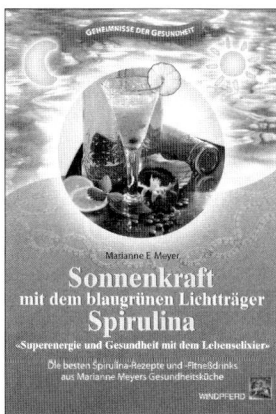

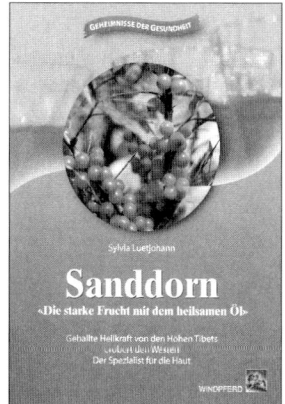

Marianne E. Meyer

Sonnenkraft Spirulina

Superenergie und Gesundheit mit dem Lebenselixier · Die besten Spirulina-Rezepte und Fitneß-drinks aus Marianne Meyers Gesundheitsküche

Spirulina gehört zu den wichtigsten Nahrungsergänzungsmitteln – hilft nachweislich das Immunsystem zu stimulieren und verdient den Beinamen "Grünes Gold" ganz zurecht. Marianne E. Meyer gilt als Kennerin des Spirulina-Marktes, ihre Informationen kommen aus erster Hand. Besuche auf Spirulina-Farmen und geballte praktische Erfahrung sind Grundlage für die gewonnenen Erkenntnisse über die segensreichen Wirkungen dieser supergesunden Mikroalge. Was macht Spirulina so wertvoll? Wie und wann wendet man Spirulina an? Darauf finden Sie Antworten und werden erstaunt sein über die unglaublich breite Palette an Einsatzmöglichkeiten, einerseits für die Gesundheit, andererseits in der Küche.

112 Seiten, 3-89385-267-0
www.windpferd.com

Sylvia Luetjohann

Sanddorn

Die starke Frucht mit dem heilsa-men Öl. Geballte Heilkraft von den Höhen Tibets erobert den Westen. Der Spezialist für die Haut

Viele zufriedene Anwender schätzen Sanddorn als einen hervorragenden einheimischen Vitamin-C-Lieferanten, der sogar die Zitrusfrüchte übertrifft und dabei noch besser verträglich ist. Daß seine zierlichen, orangeroten Beeren ein wahres Kraftpaket mit einem hohen Anteil an heilkräftigem Öl bergen, schafft ihm jedoch erst seit kurzem eine schnell wachsende und begeisterte Anhängerschaft. Begleiten Sie diese uralte Heilpflanze von den Höhen Tibets über die Mongolei in den Westen. Mit bewähr-ten Rezepturen für die tägliche Hautpflege, die die Autorin alle selbst erprobt hat. Ein Buch, das derzeit einen unglaublichen Siegeszug durch die Kennerszene der Naturheilmittel angetreten hat.

112 Seiten, 3-89385-269-7
www.windpferd.com

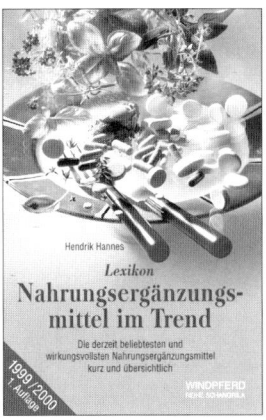

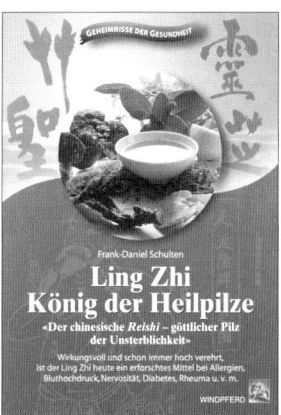

Hendrik Hannes

Nahrungsergänzungs-
mittel im Trend

**Die derzeit beliebtesten und wir-
kungsvollsten Nahrungsergän-
zungsmittel kurz und übersichtlich**

Es gibt ein altüberliefertes Wissen
um unsere Gesundheit, das kurz
davor war, ganz verloren zu gehen.
Dieses Buch will es uns zurückbrin-
gen und uns lehren, mit einfachen
Mitteln gesund und vital zu bleiben.
„Genau hier soll die volksheilkundli-
che Nahrungsergänzung ansetzen.
Sie soll das natürliche Körpergefühl
vermitteln, Signale bewußt machen
und das organische Kraftwerk einerseits mit Energie versorgen, andererseits vor schädlichen äußeren
Einflüssen schützen."
Diese Mittel kommen ebenso aus
Traditionen im Herzen Europas, wie
auch von den Stämmen Südameri-
kas und Asiens oder entstehen durch
den gezielten Einsatz von Biosynthese.

176 Seiten, 3-89385-309-X
www.windpferd.com

Frank-Daniel Schulten

Ling Zhi –
König der Heilpilze

**Der chinesische Reishi – göttlicher
Pilz der Unsterblichkeit ·
Wirkungsvoll und schon immer
hoch verehrt, ist der Ling Zhi
heute ein erforschtes Mittel bei
Allergien, Bluthochdruck,
Nervosität, Diabetes, Rheuma …**

Ling Zhi hat zwei Hauptwirkungen, er
kann den Alterungsprozeß verlangsamen und gegen viele Krankheiten
vorbeugend wirken: Allergien,
Bluthochdruck, Diabetes, Nervosität,
Rheuma u. v. m. Auch eine tumor-
hemmende Wirkung wird bestätigt.
Neben Ginseng wird Ling Zhi in
China als das Heilmittel Nr. 1
genannt. Wirkungsvoll und hoch verehrt, wurde er bereits bei den alten
Taoisten Chinas als Amulett getragen
und für den Tag aufbewahrt, da er
Leben retten sollte. Diese seltene
Teedroge gilt als Geheimtip für „alle
Fälle". Das Buch ist aufwendig layou-
tet und liebevoll illustriert.

88 Seiten, ISBN 3-89385-296-4
www.windpferd.com